Bedarfsgerechte Insulingabe

Für die flexible Behandlung des Typ 2 Diabetes

Von Dr. med. Monika Grüßer und Dr. med. Viktor Jörgens

Inhaltsverzeichnis

Liebe Leserin, lieber Leser!

Dieses Buch haben wir für Menschen geschrieben, die sich dazu entschlossen haben, ihren Typ 2 Diabetes zunächst mit einer Gabe von langwirkendem Insulin zur Nacht zu behandeln. Es begleitet das entsprechende Behandlungs- und Schulungsprogramm aus dem Deutschen Ärzteverlag. Weil Typ 2 Diabetes im Laufe der Zeit fortschreitet, wird nach mehreren Jahren zusätzlich auch tagsüber eine Behandlung mit Insulin notwendig. Dazu erklärt dieses Buch die Gabe von kurzwirkendem Insulin vor den Mahlzeiten. Die Insulinbehandlung tagsüber kann man auch mit Mischinsulin durchführen. Auch zu dieser Behandlung gibt es eine spezielle Schulung. Ihre Ärztin/Ihr Arzt kann Sie hierzu beraten.

Unser Wunsch ist, dass der Diabetes Ihr Leben möglichst wenig beeinträchtigt. Für Anregungen von Ihnen sind wir sehr dankbar.

Monika Grüßer und Viktor Jörgens

Dr-Viktor-Joergens@t-online.de

Allgemeines über Diabetes

Der Begriff Diabetes mellitus kommt aus dem Griechischen und bedeutet vermehrte Ausscheidung von zuckerhaltigem Urin. Diabetes mellitus ist eine Störung des Zuckerstoffwechsels.

Jeder Mensch hat Zucker im Blut. Wenn man umgangssprachlich vom Blutzucker spricht, ist der Traubenzucker, die Glukose, gemeint (es gibt auch andere Zucker, wie zum Beispiel Milchzucker und Fruchtzucker).

Ohne Behandlung kann bei Diabetes der Glukosegehalt des Blutes (der „Blutzucker") nicht im normalen Bereich gehalten werden. Bei hohen Blutzuckerwerten treten Beschwerden durch den Diabetes auf: vermehrtes Harnlassen, viel Durst, Kraftlosigkeit, Abgeschlagenheit, schlechte Wundheilung, Infektionen. Bei einer guten Stoffwechseleinstellung (nahezu normalen Blutzuckerwerten) bestehen solche Beschwerden nicht. Je länger der Blutzucker zu hoch bleibt, desto eher kann es zu Folgeschäden durch den Diabetes kommen.

Die Folgeschäden lassen sich durch eine gute Behandlung verhindern.

Um den Diabetes auf Dauer erfolgreich zu behandeln, müssen Sie den größten Teil der Behandlung selbst übernehmen. So ist es zum Beispiel sehr wichtig, dass Sie durch Selbstkontrolle des Blutzuckers feststellen, wie gut Ihre Stoffwechseleinstellung ist.

Behandlungsziel

Das Behandlungsziel ist nicht für alle Menschen mit Diabetes das gleiche. Tritt zum Beispiel der Diabetes schon mit 50 Jahren auf, so müssen die Blutzuckerwerte so normal wie möglich gehalten werden, um diabetesbedingte Folgeschäden zu verhindern. Tritt hingegen im Alter von 75 Jahren ein etwas zu hoher Blutzucker auf, verkürzt dies nicht die Lebenserwartung, selbst wenn die Blutzuckerwerte etwas erhöht bleiben. Eine Insulinbehandlung kann den Blutzucker so weit senken, dass keine Beschwerden durch den Diabetes auftreten.

Neuere Leitlinien empfehlen, das Ziel der Behandlung vom Alter, den Begleiterkrankungen und auch von den persönlichen Bedürfnissen der oder des Betroffenen abhängig zu machen.

Studien zeigten, dass eine zu niedrige Blutzuckereinstellung beim Bestehen schwerer Begleiterkrankungen (insbesondere des Herzens) ungünstig ist. Im Gegensatz dazu würde man bei Jüngeren, sonst Gesunden eher normale Blutzuckerwerte anstreben. Neu an den modernen Empfehlungen ist auch, dass die Behandlung und ihre Ziele nicht von der Ärztin oder vom Arzt vorgeschrieben werden: Ärztin oder Arzt sowie Patientin und Patient diskutieren dies gemeinsam und die Wünsche der Patientin oder des Patienten haben Vorrang.

Zunächst länger wirkendes Insulin zur Nacht

Wenn eine Behandlung des Diabetes mit Medikamenten nicht mehr ausreicht, wird Insulin nötig. Man kann die Insulinbehandlung mit länger wirkendem Insulin zur Nacht beginnen. Dafür stehen NPH-Insulin (= Intermediär-Insulin) und längerwirkende Analoginsuline zur Verfügung. Unterzuckerungen können darunter kaum auftreten. Selbstmessungen des Blutzuckerspiegels tagsüber sind nur selten nötig. Auch die Zusammensetzung der Mahlzeiten verursacht weniger Probleme als bei tagsüber gespritztem Insulin.

Studien haben gezeigt, dass man mit dieser Behandlung nicht unbedingt warten muss, bis auch die Kombination von zwei Diabetesmitteln nicht mehr ausreicht. Auch direkt, wenn das (fast) immer als erstes verordnete Medikament Metformin allein nicht mehr ausreicht, kann man erfolgreich eine Behandlung mit länger wirkendem Insulin zur Nacht beginnen.

Die zur Nacht gespritzte Menge des länger wirkenden Insulins sollte nicht zu groß sein, denn sonst kann es zu einer Unterzuckerung kommen. Deshalb müssen Sie hin und wieder nachts den Blutzuckerspiegel kontrollieren. Besprechen Sie mit dem Behandlungsteam, wann Sie nachts messen sollten.

Auch wenn Sie keine Fehler bei der Behandlung machen: die Erkrankung schreitet fort und nach ungefähr vier Jahren wird auch tagsüber eine Behandlung mit Insulin nötig.

Vor dem Essen Insulin

Wenn nur zum Schlafengehen gespritztes Insulin nicht mehr ausreicht, um den Blutzuckerspiegel im gewünschten Bereich zu halten, wird auch tagsüber Insulin nötig. Früher hat man bei Typ 2 Diabetes tagsüber immer eine Kombination aus NPH-Insulin und kurzwirkendem Insulin gespritzt. Das machte aber einen festen Diätplan erforderlich. Man musste so essen, wie es das gespritzte Insulin erforderte.

Heute wählen Menschen mit Typ 2 Diabetes gern eine flexiblere Form der Behandlung. Sie spritzen weiterhin längerwirkendes Insulin zur Nacht und tagsüber zusätzlich vor den Hauptmahlzeiten kurzwirkendes Insulin. Bei dieser Behandlung muss die Insulindosis, die den Blutzucker senkt, zu der Menge Nahrungsmittel passen, die den Blutzuckerspiegel erhöhen. Es ist dann nötig zu lernen, die Mengen dieser Nahrungsmittel abzuschätzen und entsprechend vor dem Essen Insulin zu spritzen. So ahmt man nach, was bei Menschen ohne Diabetes automatisch geschieht.

Vorteil dieser Behandlung ist, dass man seinen Tagesablauf und die Zusammensetzung der Mahlzeiten freier gestalten kann und nicht den ganzen Tag hinter seinem gespritzten Insulin „hinterheressen“ muss.

Beschwerden bei erhöhtem Blutzucker

Bei erhöhten Blutzuckerwerten können folgende Beschwerden auftreten:

Viel Harn:
Das ist lästig, besonders, wenn Sie deshalb nachts häufig aufwachen.

Viel Durst:
Dieser entsteht durch den Wasserverlust aufgrund der großen Urinmengen.

Kraftlosigkeit:
Dadurch wird Ihre Leistungsfähigkeit stark eingeschränkt.

Schlechte Wundheilung, Infektionen:
Eine Verletzung heilt langsamer, es kann zu Infektionen kommen.

Durch die Behandlung mit Insulin lassen sich diese Beschwerden beseitigen.

Beschwerden bei erhöhtem Blutzucker

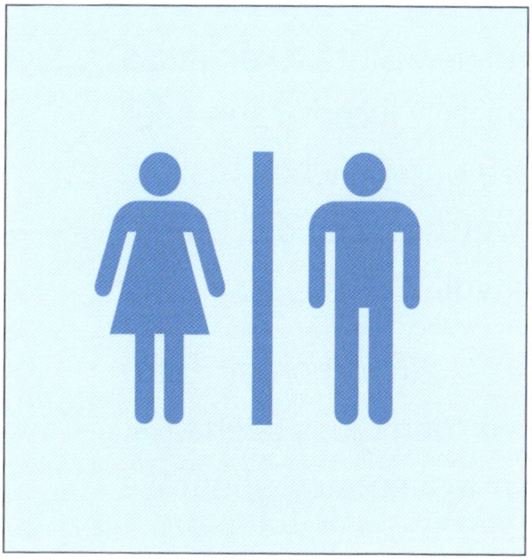

Viel Urin

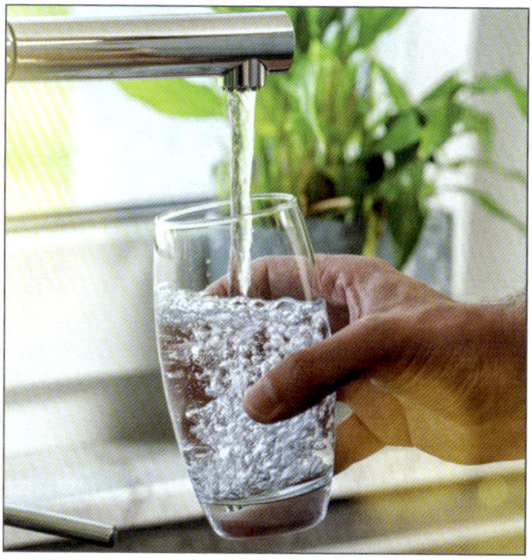

Viel Durst

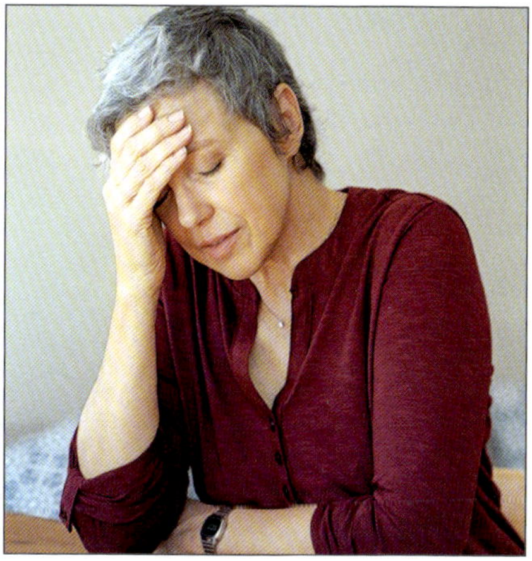

Kraftlosigkeit

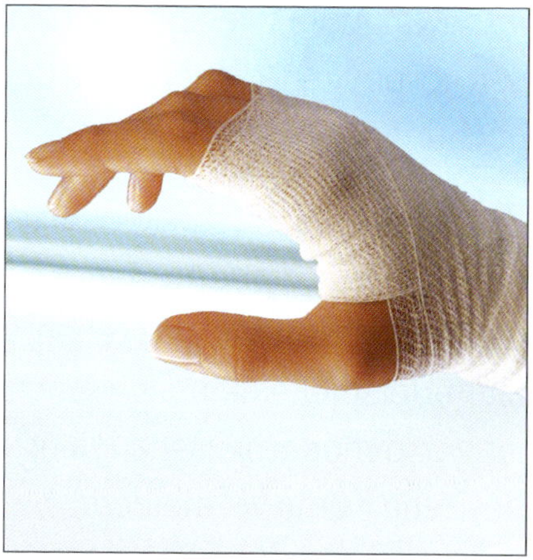

Schlechte Wundheilung,
Infektionen

Gefahren bei Diabetes

Ist der Blutzucker viele Jahre erhöht, kann dies zu Folgeschäden führen, vor allem an den kleinen Blutgefäßen und den Nerven. Schwere Schäden an Augen, Nieren und Füßen können die Folge sein. Durch gute Einstellung des Blutzuckers lassen sich diese Schäden verhindern. Tritt der Diabetes erst in sehr hohem Lebensalter auf, entwickeln sich diese Folgeschäden kaum mehr und der Blutzucker muss nicht mehr so niedrig gesenkt werden. Mit Ihrer Ärztin oder Ihrem Arzt sollten Sie ausführlich Ihre persönlichen Risiken besprechen und dann entscheiden, welches Ziel der Diabetesbehandlung für Sie persönlich sinnvoll ist.

Häufig besteht neben dem Diabetes ein erhöhter Blutdruck, der dauerhaft gut behandelt werden muss (siehe Kapitel Bluthochdruck), denn hierdurch lassen sich ebenfalls Folgeschäden verhindern.

Bei Menschen, die an Diabetes erkrankt sind, kommen Herzinfarkte und Schlaganfälle relativ häufiger vor. Wie Sie diesen vorbeugen können, wird besonders im Kapitel über Bluthochdruck besprochen.

Stark erhöhte Blutzuckerwerte können zur Bewusstlosigkeit führen, dem diabetischen Koma. Dieses Koma ist lebensgefährlich. Es kann entstehen, wenn eine andere Erkrankung (zum Beispiel eine Lungenentzündung) auftritt. Durch Schulung und moderne Behandlung mit Insulin lässt sich das diabetische Koma vermeiden.

Gefahren bei Diabetes

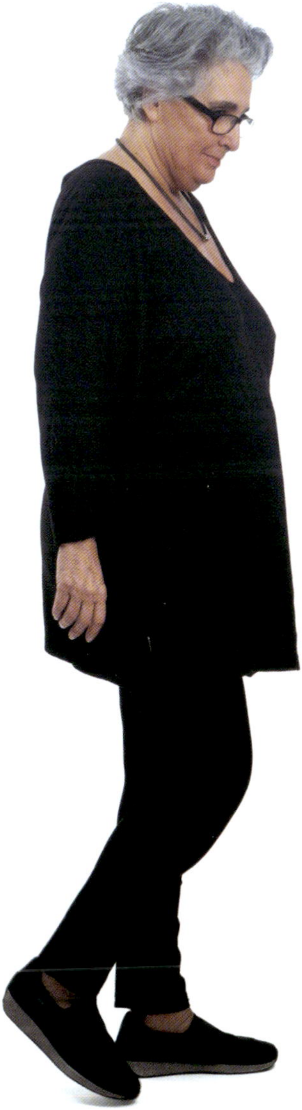

- Gehirn
- Augen
- Herz
- Nieren
- Füße

Die wichtigsten Formen des Diabetes mellitus

Typ 1 Diabetes:

An Typ 1 Diabetes erkranken meist schlanke, junge Menschen, die sofort Insulin spritzen müssen, weil die Bauchspeicheldrüse viel zu wenig oder gar kein Insulin mehr bildet. Typ 1 Diabetes ist selten; man schätzt, dass es derzeit in Deutschland 300.000 Menschen mit Typ 1 Diabetes gibt. Auch im Erwachsenenalter kann Typ 1 Diabetes auftreten.

Typ 2 Diabetes:

Typ 2 Diabetes tritt meist bei übergewichtigen bzw. älteren Patientinnen und Patienten auf. Er kommt aber auch bei immer jüngeren Menschen mit Übergewicht vor. Die Patientinnen und Patienten haben zunächst noch viel körpereigenes Insulin. Wenn sie übergewichtig sind und Gewicht abnehmen, können sie lange Zeit ohne Insulinbehandlung auskommen. Nach mehreren Jahren nimmt das vom Körper gebildete Insulin immer mehr ab und es wird auch bei Typ 2 Diabetes eine Behandlung mit Insulin nötig. In Deutschland gibt es derzeit circa fünf Millionen Menschen mit Typ 2 Diabetes, der nicht mit Insulin behandelt wird und rund eine Million Menschen mit Diabetes, die Insulin spritzen.

Heute gibt es immer mehr Hinweise darauf, dass es sich bei Typ 2 Diabetes um verschiedene Krankheiten mit unterschiedlichem Verlauf handelt.

Diabetes mellitus

	Typ 1	Typ 2
Erkrankungsalter	meist unter 40 Jahren	meist über 40 Jahren
Gewicht	meist schlank	meist übergewichtig
Ursachen	Zerstörung der insulinbildenden Zellen	erbliche Veranlagung, Insulinbildung vermindert, schlechtere Insulinwirkung
Faktoren, die das Auftreten begünstigen	Viren, Vererbung	Übergewicht, zu wenig Bewegung
Behandlung	Insulin	Abnehmen, körperliche Bewegung, Medikamente, Insulin

Blutzuckerwerte

Jeder Mensch hat Zucker im Blut. Blutzuckerwerte können in

mg% = Milligramm Prozent,

mg/dl = Milligramm pro Deziliter

oder mmol/l = Millimol pro Liter

angegeben werden. Bei Menschen ohne Diabetes liegt der Blutzucker nüchtern zwischen 60 und 100 mg/dl bzw. 3,3 und 5,5 mmol/l, nach dem Essen kann der Blutzucker bis 140 mg/dl bzw. 7,8 mmol/l ansteigen. Diabetes besteht, wenn der Blutzucker nüchtern über 126 mg/dl bzw. 7 mmol/l liegt.

Blutzuckerwerte unter dem normalen Bereich bezeichnet man als Unterzuckerung. Sehr tief abfallende Blutzuckerwerte können zu einer schweren Unterzuckerung mit Bewusstlosigkeit führen. Blutzuckerwerte über dem normalen Bereich bezeichnet man als Überzuckerung, als Zuckerkrankheit. Sehr hoch ansteigende Blutzuckerwerte können zur Bewusstlosigkeit (diabetisches Koma) führen.

Im Schaubild rechts sehen Sie die Grenzwerte in den oben angegebenen Maßeinheiten dargestellt. Die gezackte Linie rechts stellt die Nierenschwelle für Zucker dar. Näheres hierzu erfahren Sie im Kapitel über die Stoffwechsel-Selbstkontrolle.

Blutzuckerwerte

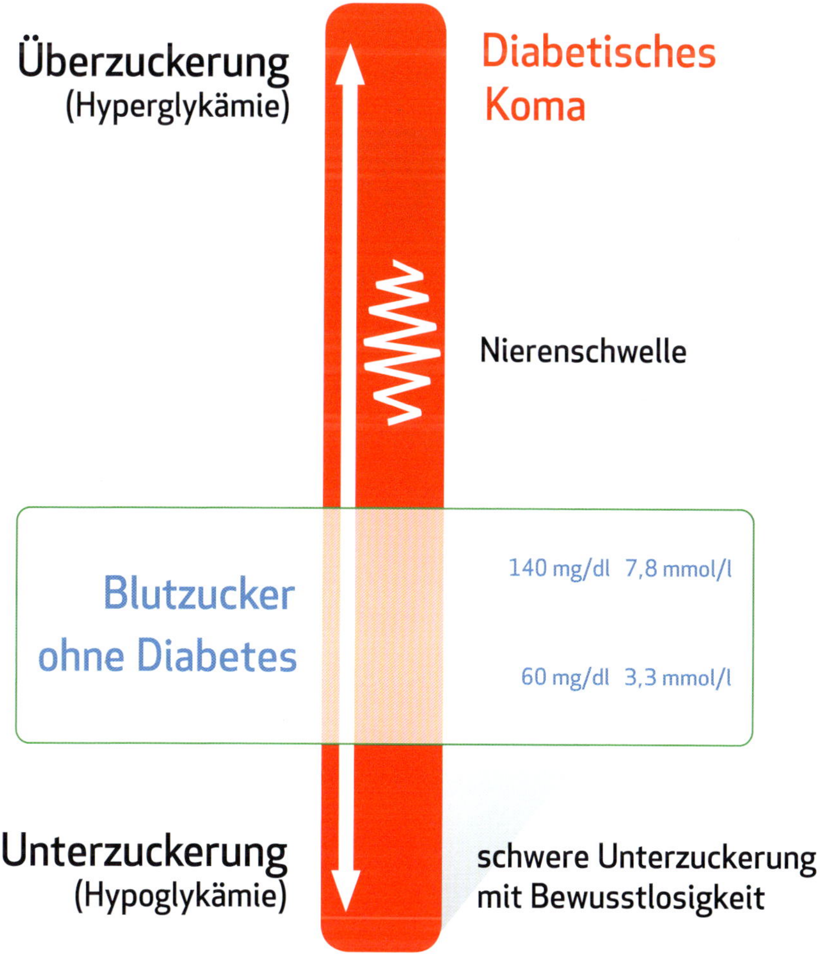

Nahrungsmittel

Der Körper benötigt Traubenzucker (Glukose) zur Energieversorgung. Er wird in den Körperzellen, zum Beispiel von den Muskelzellen, gebraucht, um die normalen Stoffwechselvorgänge ablaufen zu lassen. Den Traubenzucker gewinnt der Körper aus der Nahrung.

Die Nahrungsmittel bestehen neben Mineralstoffen, Vitaminen und Wasser aus drei Hauptnährstoffen:

- **Kohlenhydrate (dies sind alle Zuckerarten und Stärke) zum Beispiel in Obst, Brot und Kartoffeln;**
- **Eiweiß zum Beispiel in Fleisch, Fisch, Quark;**
- **Fett zum Beispiel in Butter, Öl, Speck.**

Zu den Kohlenhydraten gehören verschiedene Zuckerarten und Stärke. Auf dem rechten unteren Bild sind Beispiele für kohlenhydratreiche Nahrungsmittel dargestellt. Die in ihnen enthaltene Stärke wird im Darm zu einzelnen Traubenzuckerbausteinen abgebaut. Rechts oben sehen Sie Beispiele für verschiedene Zucker.

Kohlenhydrate

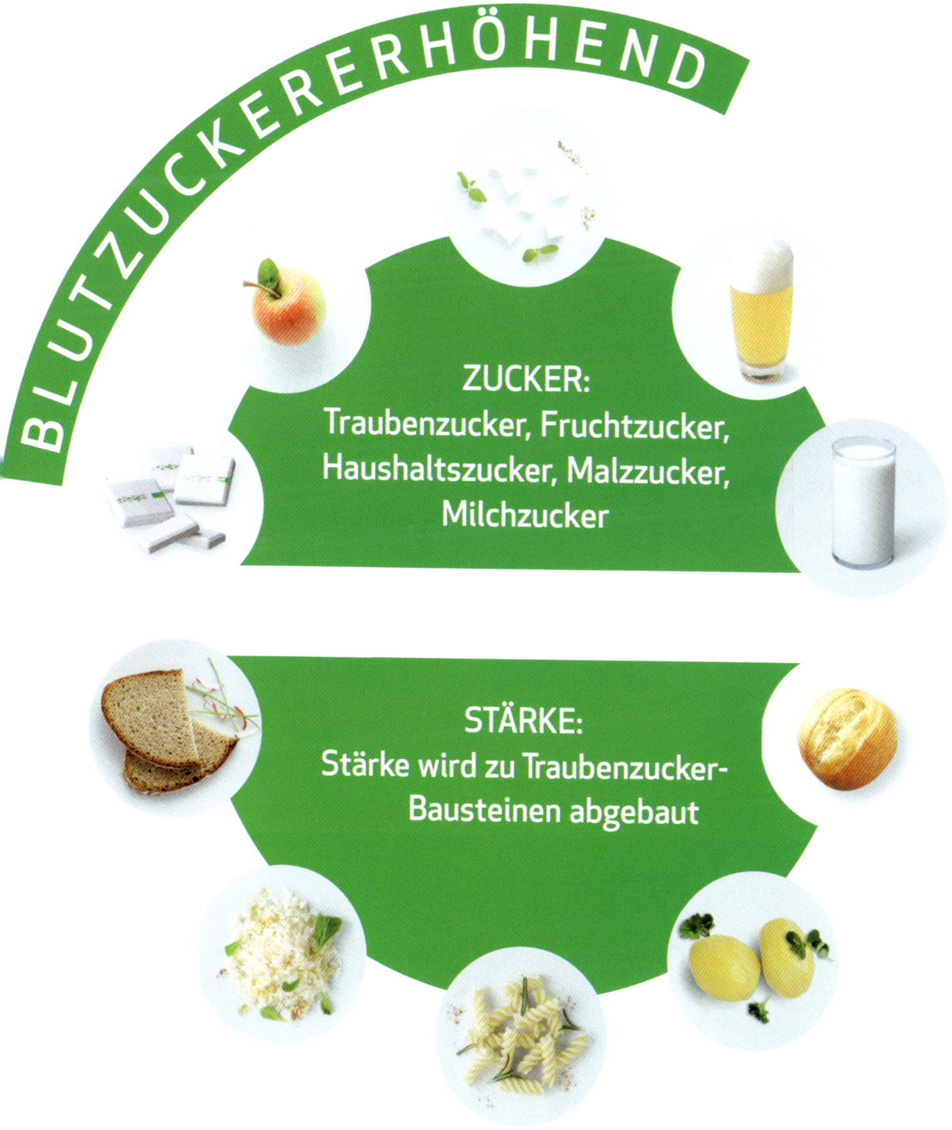

Der Zuckerstoffwechsel

Im Bild rechts sehen Sie den **Magen-Darm-Kanal**. Stärke, zum Beispiel Brot, wird im Darm zu Traubenzuckerbausteinen (hier dargestellt als weiße Würfel) abgebaut. Traubenzucker wird auch Glukose genannt. Die Glukose gelangt aus dem Darm zur **Leber**. In der Leber wird Glukose in Form von Glykogen (weißer Würfelberg) gespeichert. Wenn es notwendig ist, gibt die Leber Glukose an das Blut ab.

Mit dem **Blut** gelangt die Glukose zu den **Körperzellen**. Die Zellen benötigen Glukose als Energielieferant, um die normalen Stoffwechselvorgänge ablaufen zu lassen. Aus eigener Kraft kann Glukose in Muskel- und Fettzellen nicht hinein. Dafür wird Insulin benötigt. Insulin ist der Schlüssel, der diese Zellen aufschließt, damit Glukose hineingelangen kann. Insulin ist ein Hormon. Es wird in den **Inselzellen** der **Bauchspeicheldrüse** (dem Pankreas) gebildet.

Zellen brauchen Zucker

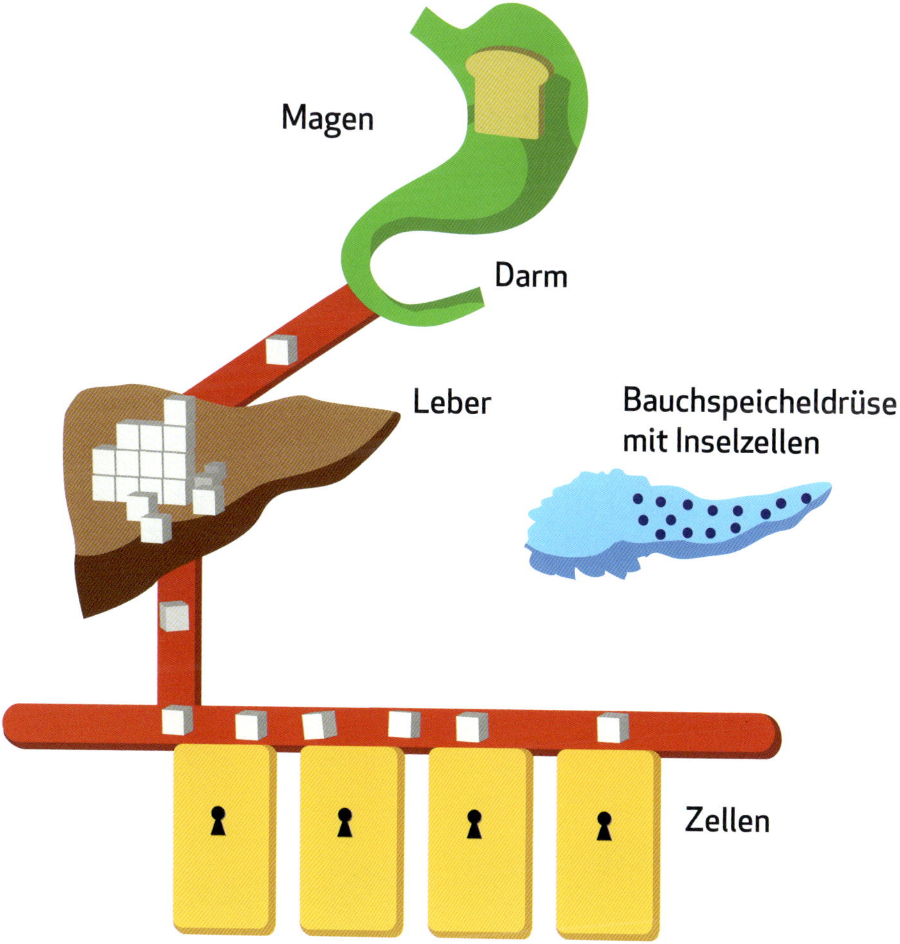

Insulin senkt den Blutzucker

In den **Inselzellen** der **Bauchspeicheldrüse** wird das Insulin (in der Abbildung als **Schlüssel** dargestellt) gebildet. Insulin sorgt dafür, dass der Blutzuckerspiegel normal bleibt. Bei Menschen ohne Diabetes messen die Inselzellen der Bauchspeicheldrüse den Blutzuckerspiegel (rechts als **Zeiger** mit Fragezeichen dargestellt). Wenn der Blutzucker ansteigt, geben die Inselzellen Insulin ab.

Insulin bewirkt in der **Leber**, dass die Glukose in Form von Glykogen (weißer Würfelberg) gespeichert wird. Zusätzlich sorgt das Insulin auch dafür, dass weniger Glukose aus dem Glykogenvorrat der **Leber** ins **Blut** gelangt. Außerdem wirkt das Insulin an den Muskel- und Fettzellen: Es ermöglicht, dass Glukose aus dem **Blut** in diese **Zellen** gelangt.

Ohne Insulin wird Eiweiß (und damit auch Muskulatur) vermehrt abgebaut. Wenn viel zu wenig Insulin vorhanden ist, wird auch verstärkt Fettgewebe abgebaut. Insulin ist folglich dafür verantwortlich, dass Zucker-, Eiweiß- und Fettstoffwechsel funktionieren. Der Körper benötigt deshalb Tag und Nacht eine kleine Menge Insulin im Blut.

Insulin senkt den Blutzucker

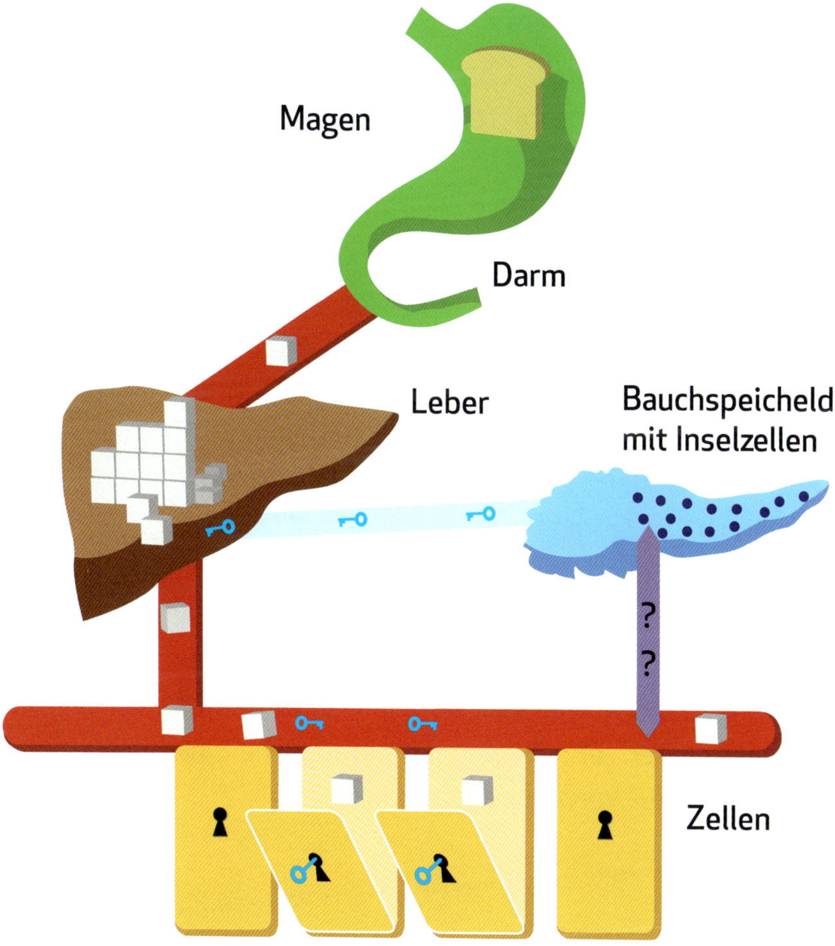

Insulinbehandlung: erfolgreich seit über 100 Jahren

Bereits 1889 zeigte Oskar Minkowski, dass es durch Ausschaltung der Bauchspeicheldrüse bei Hunden zum Diabetes kommt. Paul Langerhans beschrieb in seiner Doktorarbeit die später nach ihm benannten Inselzellen (Langerhans-Zellen) der Bauchspeicheldrüse.

Die bis heute bedeutendste Entdeckung der Diabetesforschung erfolgte in Toronto, Canada. Dort arbeitete der bekannte schottische Diabetesforscher Prof. J. J. R. Macleod. Zu ihm kam ein junger Arzt, Dr. F. G. Banting. Er war begeistert von der Idee, aus Bauchspeicheldrüsen ein Mittel gegen Diabetes zu gewinnen. Macleod stellte ihm ein kleines Labor und den Studenten C. Best zur Verfügung. Im Sommer 1921 machten die beiden Tierversuche, die sehr ermutigend ausfielen. Macleod erkannte sofort die Bedeutung ihrer Arbeit und sorgte mit dem Biochemiker Collip für einen „Profi", der die Methodik der Herstellung verbesserte. So konnte schon am 23. Januar 1922 der erste Mensch mit Diabetes eine Insulininjektion bekommen. Er hieß Leonard Thompson. Morgens lag sein Blutzucker bei 520 mg/dl (28,9 mmol/l). Nach Insulininjektion sank er auf 120 mg/dl (6,7 mmol/l). Für die Entdeckung wurde der Nobelpreis für Medizin verliehen; die Forscher verzichteten auf persönliche Einkünfte, um Insulin rasch zur Verfügung zu stellen.

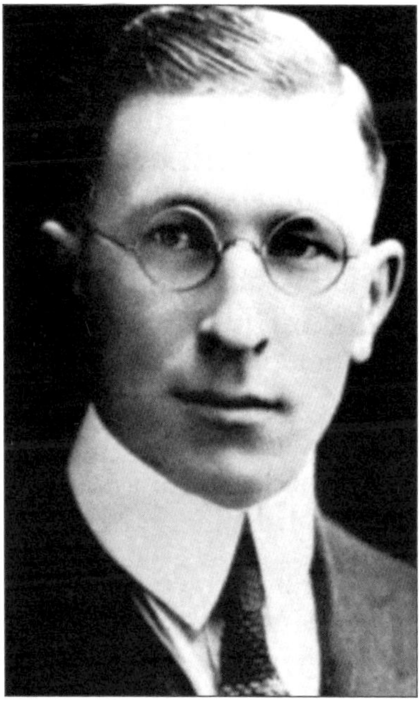

Frederick Grant Banting
(1891–1941)

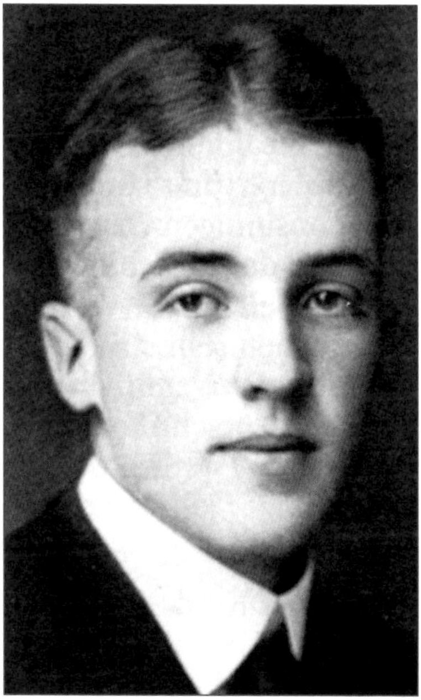

Charles Herbert Best
(1899–1978)

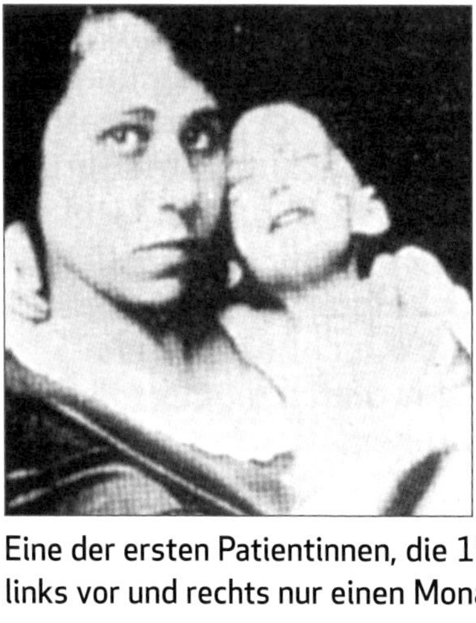

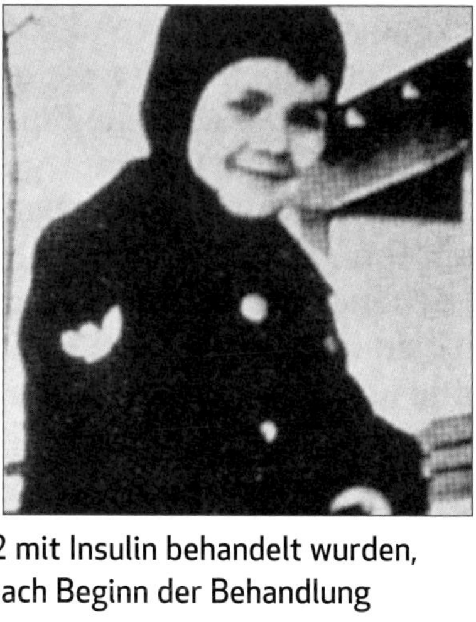

Eine der ersten Patientinnen, die 1922 mit Insulin behandelt wurden, links vor und rechts nur einen Monat nach Beginn der Behandlung

Die Irrwege der Diät unter Insulinbehandlung

Bei Insulinbehandlung bekam man früher einen sehr strikten Diätplan mit vielen Zwischenmahlzeiten und man sollte mit Uhr und Diätwaage leben. Solche Behandlungsvorschriften hielten sich in manchen Kliniken sehr lange, obwohl Pioniere der modernen Insulinbehandlung schon in den dreißiger Jahren erkannten, wie Insulin am besten einzusetzen ist. Prof. Dr. Karl Stolte empfahl schon seit 1934, Menschen mit Diabetes sollten dreimal am Tag vor dem Essen den Urin auf Zucker untersuchen und entsprechend der gewünschten Menge an Kohlenhydraten (auch Süßigkeiten waren erlaubt) und den gemessenen Werten vor dem Essen Insulin spritzen.

Zwei wichtige Entdeckungen haben später die heutige Behandlung erst möglich gemacht: die Einführung der Methoden zur Selbstmessung des Blutzuckerspiegels und die Entwicklung strukturierter Schulungskurse (erstmals in Europa in Genf durch Prof. Dr. J. Ph. Assal). Nun wurde es möglich, den Menschen mit Diabetes die Behandlung nach entsprechender Schulung weitestgehend selbst zu überlassen, eine Entwicklung, die nicht ohne Widerstände ablief, weil man sich erst daran gewöhnen musste, Patientinnen und Patienten als gleichberechtigte Partner zu sehen.

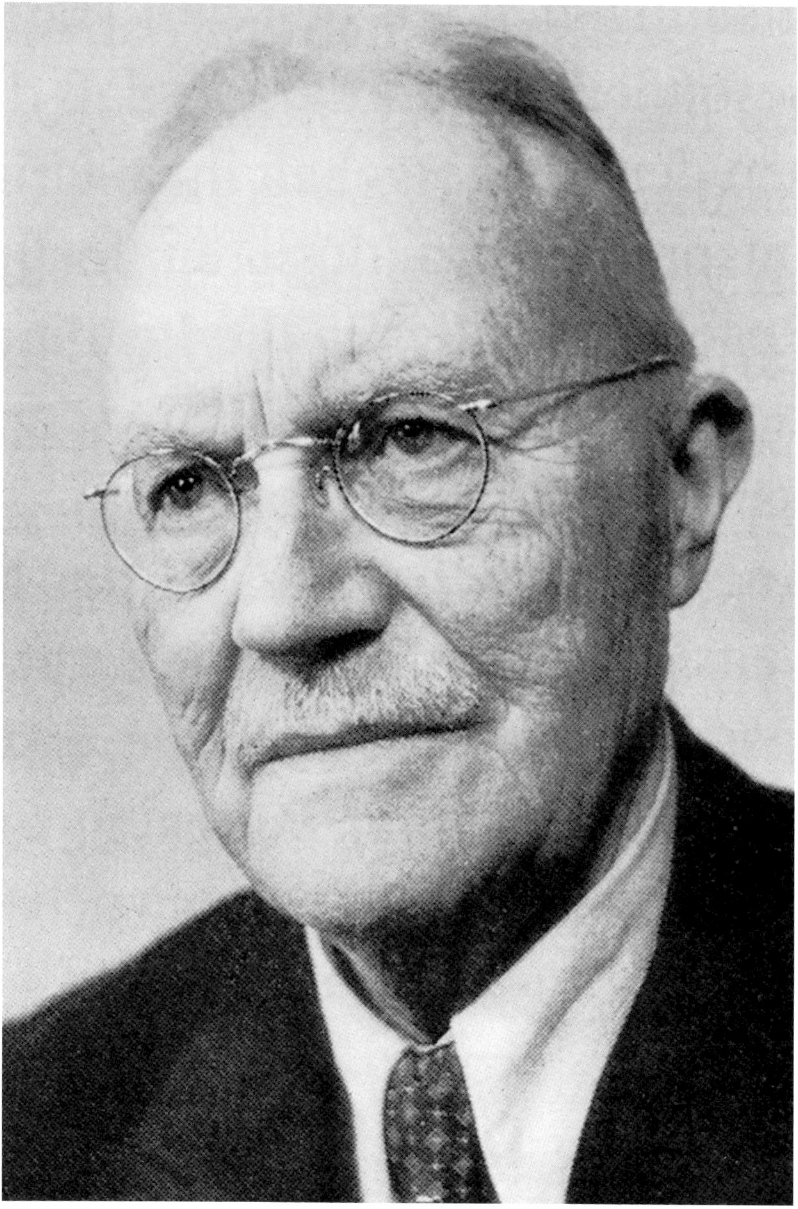

Prof. Dr. Karl Stolte (1881–1951), der Pionier der modernen Insulinbehandlung in Deutschland

Insulinsorten

Kurzwirkendes Insulin

Wenn man kurzwirkendes Insulin unter die Haut spritzt, kommt es schnell ins Blut. Die blutzuckersenkende Wirkung setzt rasch ein (innerhalb von circa 15 Minuten). Nach dem Spritzen von kurzwirkendem Insulin sollten Sie deshalb bald essen.

NPH-Verzögerungsinsulin (Intermediärinsulin):

Die Wirkung von NPH-Insulin hält etwa bis zum nächsten Morgen an. NPH bedeutet Neutral-Protamin-Hagedorn. Protamin ist ein Eiweiß, das der Forscher Hagedorn als Erster eingesetzt hat, um die Wirkung des Insulins zu verzögern. Einer der Entdecker des NPH-Insulins war der aus Kiel geflohene Dr. Thomas Rosenberg.

Das an den Verzögerungsstoff gebundene Insulin befindet sich im Bodensatz des Fläschchens bzw. der Ampulle im Insulin-Injektionsgerät. Deshalb muss Insulin vor dem Spritzen unbedingt ausreichend durchmischt werden (die Flüssigkeit muss gleichmäßig trüb aussehen).

Bei Ihrer Insulinbehandlung beginnen Sie zunächst mit länger wirkendem Insulin zur Nacht. Nach einigen Jahren wird es dann meist erforderlich, auch vor den Hauptmahlzeiten kurzwirkendes Insulin zu spritzen. Dies bespricht Ihre Ärztin bzw. Ihr Arzt mit Ihnen.

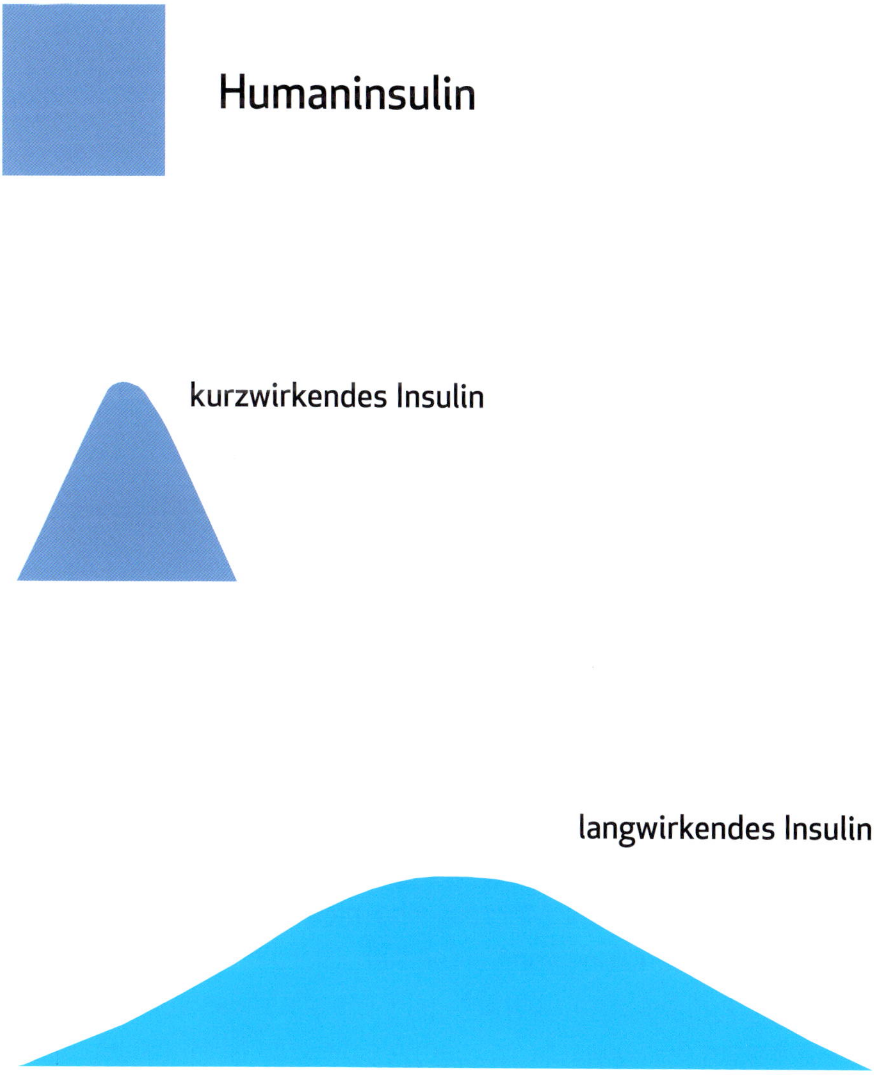
Humaninsulin
kurzwirkendes Insulin
langwirkendes Insulin

Analog-Insuline

Insulin besteht aus 51 Eiweißbausteinen, die man Aminosäuren nennt. Erfindet man aber Insuline mit Zusammensetzungen, die es in der Natur nicht gibt, kann die Wirkung deutlich verändert werden.

Gentechnik macht es heute möglich, „Insulin" in beliebig veränderter Zusammensetzung herzustellen. Diese Präparate nennt man Analog-Insuline. Man versucht dabei, den Wirkungsablauf des Insulins zu verändern.

Kurzwirkende Analog-Insuline wirken noch rascher als menschliches **Insulin**.

Als längerwirkendes Analog-Insulin gibt es in Deutschland das langwirkende Analog-Insulin Glargin. Es wirkt länger als NPH-Insulin.

Für den Beginn der Insulinbehandlung mit länger wirkendem Insulin vor dem Schlafengehen hat sich neben NPH-Insulin das Analoginsulin Glargin bewährt. NPH-Insulin wirkt nur etwa bis zum nächsten Morgen, also nicht tagsüber. Das kann für die Behandlung von Vorteil sein. Glargin wirkt deutlich länger, ggf. bis zum Abend hinein. Glargin muss vor der Injektion nicht durchmischt werden, wie dies bei NPH-Insulin nötig ist.

Analog-Insuline

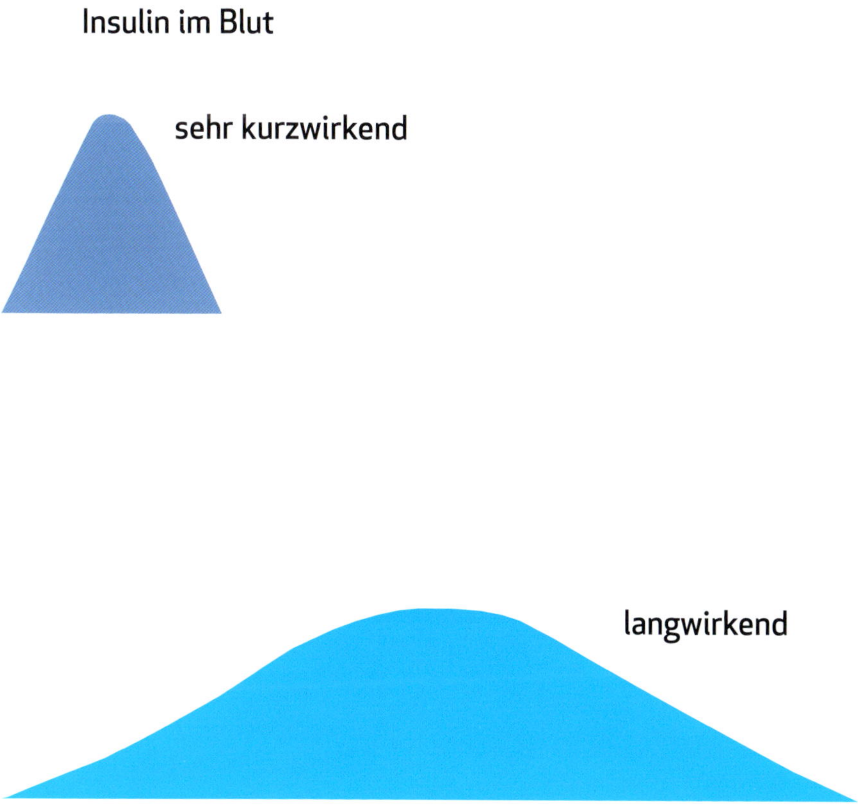

Insulinfreisetzung bei Menschen ohne Diabetes

Im Bild rechts stellt die **obere Kurve** den **Blutzuckerverlauf** bei Menschen ohne Diabetes dar. Durch die Mahlzeiten (dargestellt durch die Gedecke) steigt der Blutzucker an.

Die **untere Kurve** stellt den **Insulinspiegel** im Blut dar. Wenn der Blutzucker ansteigt, wird vermehrt Insulin ins Blut abgegeben, um den Blutzucker wieder in den normalen Bereich zu senken.

Der Blutzucker wird dadurch in einem sehr engen Bereich gehalten (die **Kurve** weist nur geringe Schwankungen auf).

In der unteren Abbildung sehen Sie, dass auch zwischen den Mahlzeiten ständig eine kleine Menge **Insulin** vorhanden ist.

Diese ist wichtig, um die Grundversorgung des Körpers mit Insulin zu gewährleisten, damit, wie in der oberen Kurve zu sehen, der **Blutzucker** stets im normalen Bereich bleibt.

Insulin und Blutzucker bei Menschen ohne Diabetes

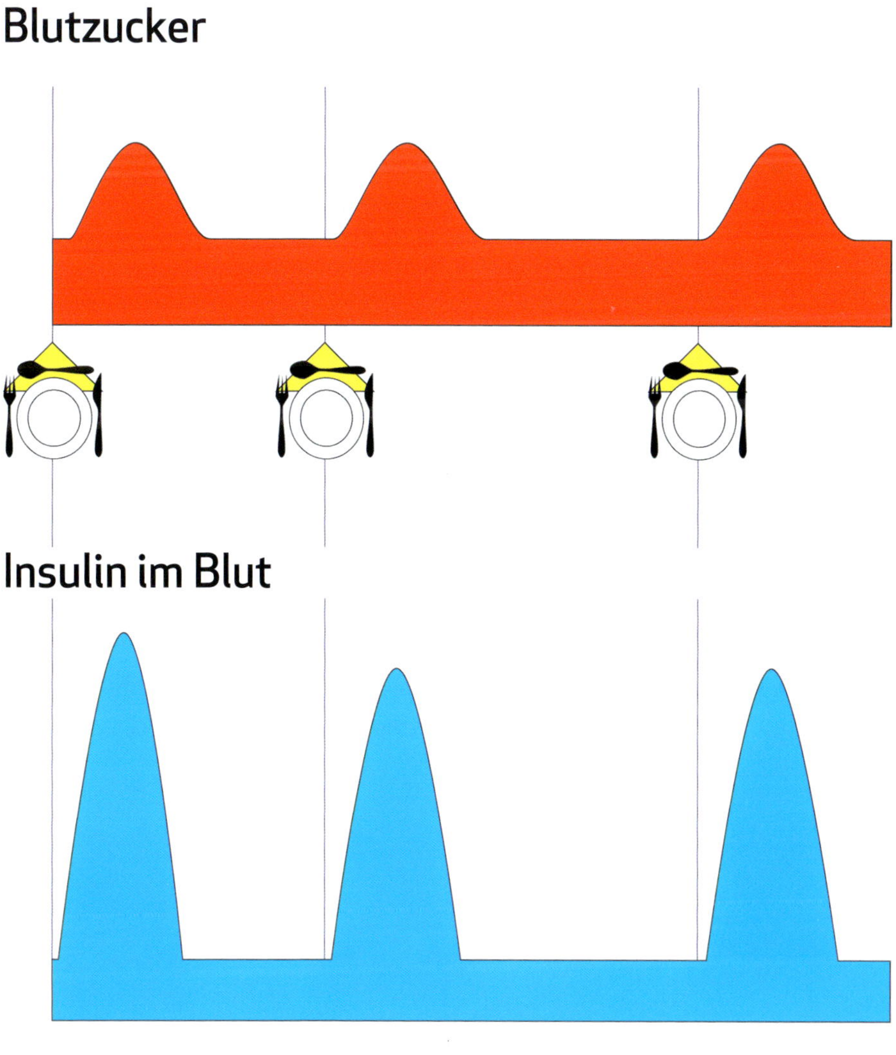

Erst Insulin zur Nacht, später auch vor dem Essen

Anfangs genügt häufig die Behandlung mit einer Insulininjektion von länger wirkendem Insulin vor dem Schlafengehen.

Nach einigen Jahren geht dann meist die eigene Bildung von Insulin weiter zurück und auch tagsüber wird Insulin nötig. Dann gibt man kurzwirkendes Insulin vor den Mahlzeiten. Die Dosis hängt von der gewünschten Nahrung und dem aktuellen Blutzuckerwert ab. Diese Form der Behandlung kommt dem am nächsten, was bei Menschen ohne Diabetes passiert und hat den großen Vorteil, dass man sich nicht an einen festen Plan von Essenszeiten halten muss.

Rechts unten sehen Sie das Insulin im Blut bei Menschen ohne Diabetes. Die beiden Kurven sehen sehr ähnlich aus.

Mit der Insulinbehandlung, die Sie durchführen, erhalten Sie große Freiheiten: Es sind keine Zwischenmahlzeiten nötig (wenn Sie übliche Mengen kurzwirkendes Insulin spritzen) und Sie können Zeitpunkte und Zusammensetzung der Mahlzeiten frei wählen.

Selten kann es im Verlauf des Typ 2 Diabetes auch dazu kommen, dass kaum mehr Insulin gebildet wird und deshalb auch tagsüber gespritztes Verzögerungsinsulin nötig wird.

Insulin im Blut

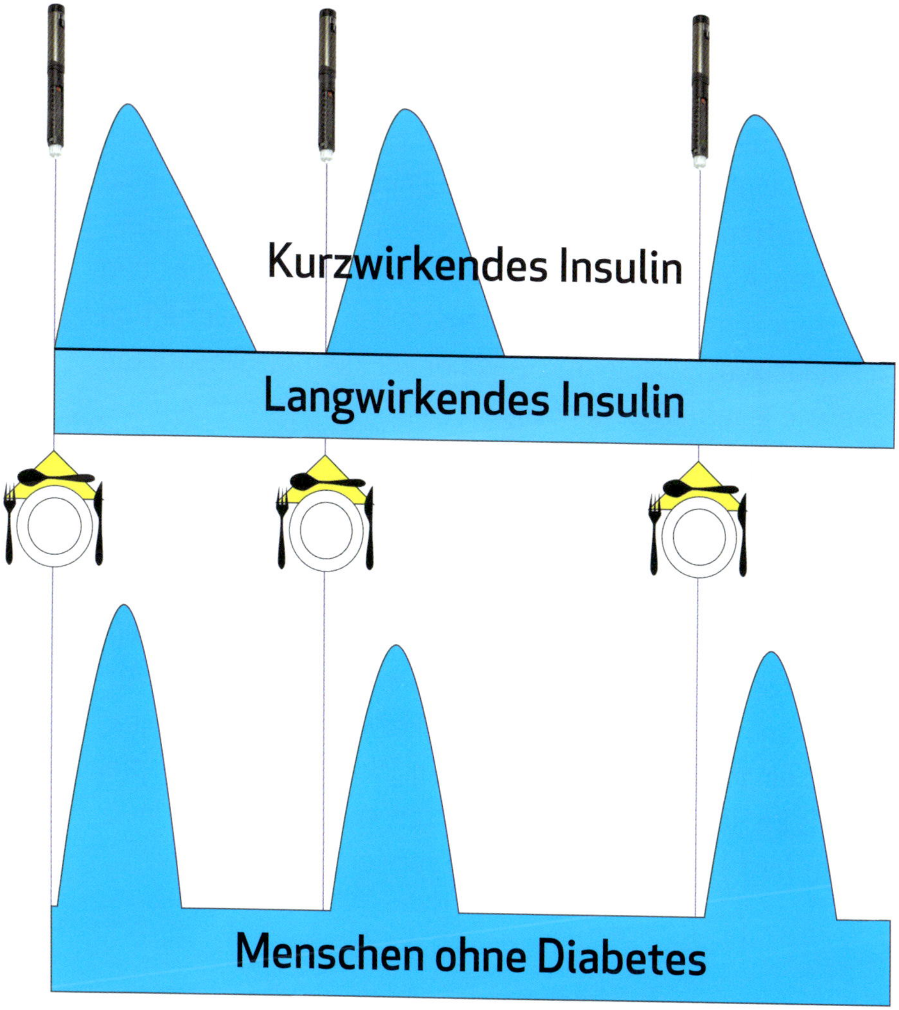

Insulin spritzen

Insulin wird in das Fettgewebe unter der Haut gespritzt. Die Einstichstelle müssen Sie jedes Mal wechseln, weil es zu Verhärtungen der Haut kommen kann. Spritzen Sie nur in gesunde Hautstellen (zum Beispiel nicht in Narben). Die meisten Patientinnen und Patienten spritzen ihr Insulin in den Bauch und in den Oberschenkel. Wenn an den Spritzstellen Hautveränderungen (wie zum Beispiel Rötungen) auftreten, zeigen Sie diese Ihrer Ärztin bzw. Ihrem Arzt.

Wenn Sie nicht mit einem Insulininjektionsgerät (Insulin-Pen) spritzen wollen (siehe Kapitel Insulininjektionsgeräte), sind Kunststoffspritzen mit aufgeschweißter Kanüle am praktischsten. Auf den Spritzen ist die Skala genau ablesbar, und Sie brauchen keine Kanüle aufzustecken. Die Desinfektion der Haut zum Beispiel mit Alkohol vor dem Insulinspritzen ist erwiesenermaßen unnötig.

Ihr langwirkendes Insulin sollten Sie vor dem Schlafengehen spritzen.

Wird später tagsüber kurzwirkendes Insulin nötig, spritzen Sie dies kurz vor dem Frühstück, Mittagessen bzw. dem Abendessen ohne Spitz-Ess-Abstand. Ein Spritz-Ess-Abstand könnte bei niedrigen Blutzuckerwerten vor der Injektion zu einer Unterzuckerung führen. Wenn Sie zum Beispiel abends im Restaurant essen möchten, spritzen Sie das Insulin (am Tisch) erst, wenn Ihr Essen serviert ist.

Spritzstellen

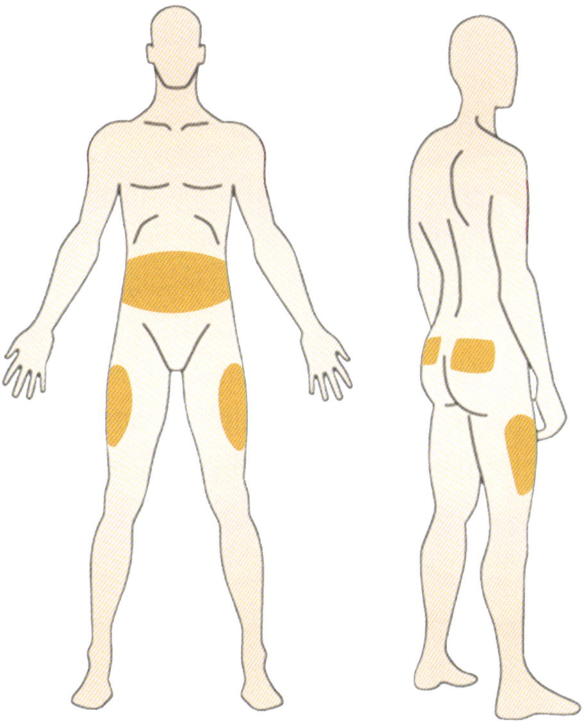

Insulin

Insuline gibt es in unterschiedlichen Konzentrierungen.

Insulin ist nur begrenzt haltbar. Beachten Sie deshalb das Verfallsdatum.

Lagern Sie Ihren Insulinvorrat im Kühlschrank bei zwei bis acht Grad Celsius, denn Insulin soll nicht einfrieren. Die Insuline, die Sie gerade im Anbruch haben, sollten Sie mit sich führen. Auf Reisen gehört das Insulin ins Handgepäck.

Insulininjektionsgeräte

Anstelle der Insulinspritze wird heute ein Insulininjektionsgerät, ein Insulin-Pen, benutzt. Diese Geräte sehen aus wie Füllfederhalter, daher der englische Name Pen. Anstelle der Feder haben sie aufschraubbare Insulinkanülen und anstatt der Tintenfüllung eine Insulinpatrone, die mit höher konzentriertem Insulin gefüllt ist.

Die Insulin-Pens spritzen auf Knopfdruck Insulin unter die Haut. Neben den Insulin-Pens gibt es auch Fertigspritzen. Zu den Pens gehören die aufschraubbaren Insulinkanülen. Nach Gebrauch muss die Kanüle entsorgt werden, um zu vermeiden, dass Luft in die Insulinpatrone gelangt. Für jede Injektion muss eine neue Kanüle verwendet werden. Es ist ganz besonders wichtig, dass Sie die Handhabung der Pens genau erlernen, um zu vermeiden, dass aus Versehen falsche Insulinmengen gespritzt werden.

Achtung: Falls Sie NPH-Verzögerungsinsulin im Pen benutzen, muss das Insulin durch zwanzigmaliges vorsichtiges Schwenken unbedingt durchmischt werden, bevor Sie die Insulindosis einstellen und spritzen.

Die Insulinwirkung auf Ihre Stoffwechseleinstellung lässt sich nicht genau vorhersagen. In den ersten Tagen nach Beginn der Insulinbehandlung sollten Sie deshalb nicht selbst Auto fahren. Später können Sie selbstverständlich auch mit Insulinbehandlung ein Auto steuern.

Selbstkontrolle

Mit der Selbstkontrolle können Sie sowohl zu niedrige als auch zu hohe Glukosewerte erkennen.

Wenn Sie nur vor dem Schlafengehen langwirkendes Insulin spritzen, sind selten Blutzuckermessungen nötig. Ihre Ärztin bzw. Ihr Arzt wird dies mit Ihnen festlegen. Manchmal wird dies auch in der Nacht nötig sein, damit Sie nicht abends zuviel Insulin bekommen.

Wenn Sie später tagsüber vor den Hauptmahlzeiten kurzwirkendes Insulin spritzen, ist es nötig, jeweils vorher Frühstück, Mittagessen und Abendessen den Blutzucker zu messen. So können Sie dann die richtige Insulindosis festlegen, die der gewünschten Mahlzeit entspricht.

Besprechen Sie mit Ihrer Ärztin oder Ihrem Arzt, wie oft Sie später den Blutzucker kontrollieren sollten.

Falls Beschwerden auftreten, die auf erhöhte (oder zu niedrige) Blutzuckerwerte hindeuten, messen Sie bitte sofort Ihren Blutzucker und suchen Sie bei sehr hohen Blutzuckerwerten Ihre Ärztin bzw. Ihren Arzt auf.

Nehmen Sie aktiv am Straßenverkehr teil, sollten Sie regelmäßig selbst den Blutzucker messen und diese Werte auch notieren, um zum Beispiel bei einem Autounfall belegen zu können, dass dieser nicht aufgrund einer Unterzuckerung entstanden ist.

Die Blutzuckermessung und das Diabetes-Tagebuch

Die fachgerechte Benutzung des Gerätes sollten Sie bei Ihrem Behandlungsteam erlernen. Wie jedes technische Gerät muss auch Ihr Blutzuckermessgerät regelmäßig überprüft werden. Dazu lassen Sie in der Praxis eine Parallelmessung durchführen, bei der mit Ihrem Gerät und der Labormethode der Praxis aus demselben Blut der Blutzucker bestimmt wird.

Die Ergebnisse Ihrer Messungen und die gespritzte Insulindosis tragen Sie bitte in Ihr Diabetes-Tagebuch ein.

Wenn Sie vor den Mahlzeiten kurzwirkendes Insulin spritzen, notieren Sie auch die abgeschätzten Nahrungsmittelmengen (Kohlenhydrateinheiten = KE; siehe Kapitel Ernährung).

Unter Bemerkungen sollten Sie sowohl Erkrankungen, Unwohlsein und Anzeichen für hohen Blutzucker als auch Unterzuckerungen eintragen. Wichtig ist auch, dass Sie außergewöhnliche körperliche Bewegung dort vermerken. Weiterhin sind Ereignisse interessant, die sich auf Ihren Stoffwechsel ausgewirkt haben könnten, so zum Beispiel Geburtstagsfeiern, Reisen, Körperliche Bewegung. Darüber hinaus sollten Sie sich wöchentlich wiegen und das ermittelte Körpergewicht notieren.

Bitte sprechen Sie mit Ihrer Hausärztin bzw. Ihrem Hausarzt auch über die Medikamente, die Ihnen andere Ärztinnen oder Ärzte verordnet haben. Notieren Sie Namen und Dosierungen aller Medikamente, die Sie regelmäßig nehmen, in Ihrem Diabetes-Tagebuch. Bitte bringen Sie Ihr Tagebuch zu jedem Termin mit in die Praxis.

Wann und wie häufig messen?

Wenn Sie nur vor dem Schlafengehen langwirkendes Insulin spritzen, wird Ihre Ärztin bzw. Ihr Arzt Sie bitten, zu Beginn dieser Behandlung mitten in der Nacht und am frühen Morgen den Blutzucker zu kontrollieren, um festzustellen, ob der Blutzuckerwert nicht zu niedrig ist.

Dies gilt auch immer, wenn die Dosis dieses Insulins verändert wird. Später genügen sehr wenige Messungen. Ihre Ärztin bzw. Ihr Arzt wird Ihnen empfehlen, wann und wie häufig diese sinnvoll sind.

Wenn Sie vor den Mahlzeiten kurzwirkendes Insulin spritzen, messen Sie den Blutzucker vor dem Essen. Sie können dann den Wert berücksichtigen, wenn Sie die Dosis des kurzwirkenden Insulins festlegen.

Sensoren

Sensoren zur Zuckermessung werden mit einem Messfühler im Unterhautfettgewebe getragen und liefern für mehrere Tage Werte. So können Sie jederzeit ohne zusätzliches Stechen Ihre Glukosewerte überprüfen.

Die Unterzuckerung

Wenn der Blutzucker zu niedrig liegt, nennt man dies Unterzuckerung. Der Fachausdruck für eine Unterzuckerung heißt Hypoglykämie. Der Begriff setzt sich folgendermaßen zusammen:

Hypo-	glyk-	ämie
zu wenig	Zucker	im Blut.

Auf der rechten Seite sehen Sie, welche Anzeichen (Symptome) bei einer Unterzuckerung auftreten können. Die Anzeichen der Unterzuckerung müssen nicht alle gleichzeitig auftreten. Wenn Sie unsicher sind, ob Sie eine Unterzuckerung haben, messen Sie Ihren Blutzucker. Grund für eine Unterzuckerung ist immer, dass zu viel Insulin im Blut ist und dadurch der Blutzucker unter normale Werte absinkt. Dies kann zum Beispiel passieren, wenn Sie Ihr Insulin gespritzt haben, danach aber nicht essen.

Wenn eine Unterzuckerung nicht richtig behandelt wird, bekommt das Gehirn zu wenig Zucker. Man wird verwirrt und schließlich bewusstlos.

Sie brauchen aber vor einer Unterzuckerung keine Angst zu haben. Wenn sie rechtzeitig erkannt und behandelt wird (siehe folgende Seiten), hat eine Unterzuckerung keine schädlichen Folgen.

Anzeichen einer Unterzuckerung

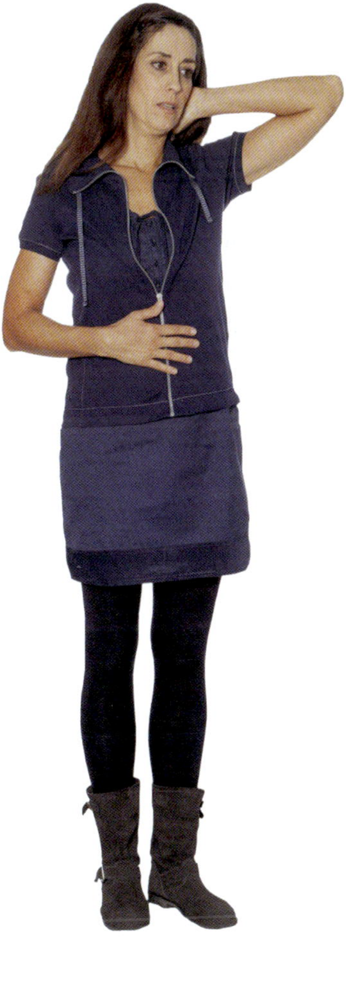

- Nervosität
- Zittern
- Kopfschmerzen
- Konzentrationsschwäche
- Blässe
- Aggressivität
- Verwirrtheit
- Schweißausbruch
- Heißhunger
- Herzrasen
- weiche Knie

Ursachen einer Unterzuckerung

Immer wenn Sie eine Unterzuckerung hatten, müssen Sie sich fragen, woran das gelegen haben kann. Alles, was den Blutzucker senkt, kann Ursache einer Unterzuckerung sein:

1. Insulin, zum Beispiel aus Versehen zu viele Einheiten gespritzt;
2. zu wenig oder zu spät Kohlenhydrate gegessen; zum Beispiel für zwei Brötchen Insulin gespritzt, aber nur eines gegessen oder im Restaurant schon Insulin gespritzt, aber das Essen kommt nicht;
3. außergewöhnliche körperliche Bewegung ohne die richtigen Vorsichtsmaßnahmen;
4. Alkohol in größeren Mengen.

Wenn Sie trotz gründlichen Überlegens keine Erklärung für die Unterzuckerung finden, aber dennoch unter den bisherigen Insulindosierungen Unterzuckerungen auftreten, müssen Sie weniger Insulin spritzen. Auf wie viele Einheiten die Insulindosen vermindert werden sollten, wird Ihre Ärztin bzw. Ihr Arzt mit Ihnen festlegen.

Unterzuckerungen sind sehr selten, wenn Sie nur geringe Mengen Insulin spritzen.

Ursachen einer Unterzuckerung

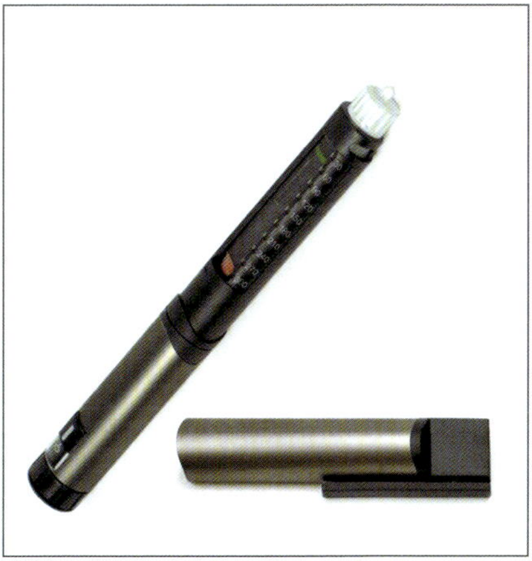

Zu viel Insulin gespritzt

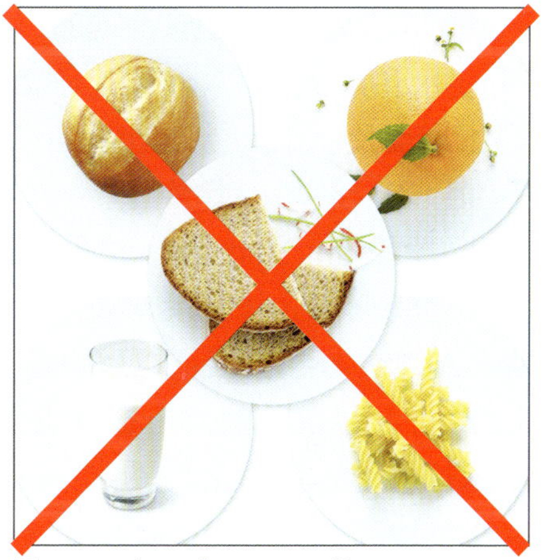

Zu wenig oder zu spät gegessen

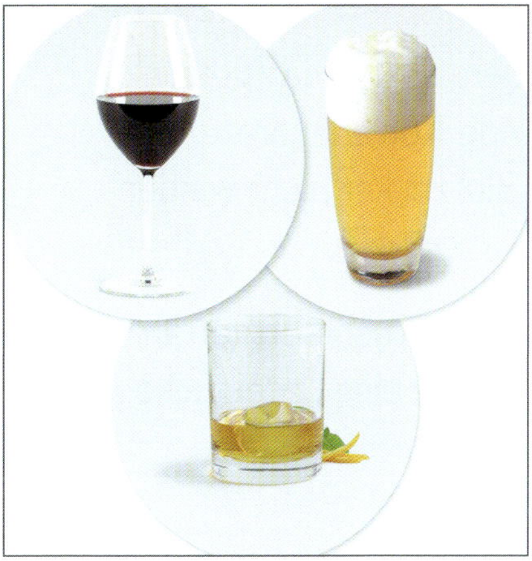

Alkohol

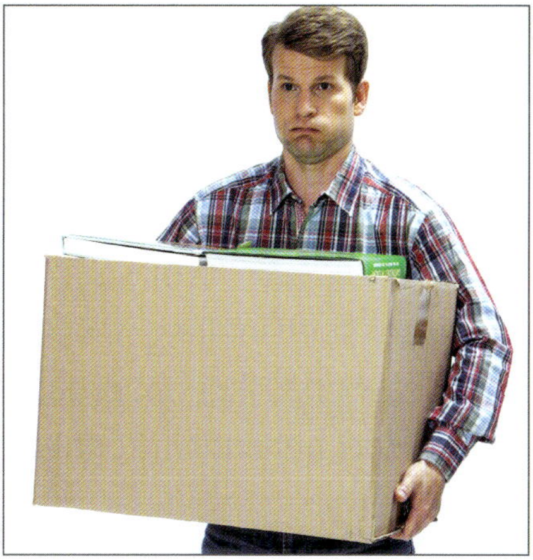

Außergewöhnliche körperliche Belastung

Behandlung einer Unterzuckerung

Wenn Sie die ersten Zeichen einer Unterzuckerung spüren, müssen Sie diese sofort behandeln. Hoffen Sie keinesfalls darauf, dass der Blutzucker ohne Behandlung wieder ansteigt.

Nehmen Sie bei einer Unterzuckerung sofort schnellwirkende Kohlenhydrate zu sich (0,2 l Fruchtsaftgetränk mit Haushaltszucker, keine Lightprodukte mit Süßstoffen!). Fruchtsaftgetränke enthalten viel Traubenzucker. Sehr wirkend und praktisch ist konzentrierte Zuckerlösung wie auf der Abbildung dargestellt. Es gibt sie überall, beispielsweise für Sportler. Sie können eine Unterzuckerung auch mit Traubenzucker behandeln. Wenn Sie Zucker im Mund zergehen lassen, erhöht dies den Blutzucker nicht so rasch wie ein zuckerhaltiges Getränk, der Blutzucker kann erst ansteigen, wenn der gelöste Traubenzucker im Darm vom Blut aufgenommen wird. Auf die Schnelligkeit kommt es an, denn Sie wollen die Unterzuckerung rasch beheben.

Danach sollten Sie zusätzlich zu dem Fruchtsaftgetränk oder Traubenzucker noch langwirkende Kohlenhydrate, z.B. eine Scheibe Brot essen, damit der Blutzucker nicht wieder absinkt.

Bei Insulinbehandlung müssen Sie ein Fruchtsaftgetränk oder Traubenzucker dabei haben, damit Sie eine Unterzuckerung sofort behandeln können.

Behandlung einer Unterzuckerung

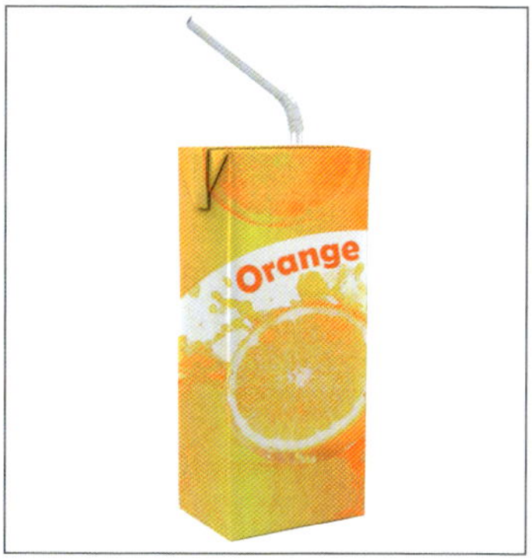

Fruchtsaftgetränk
mit Zucker

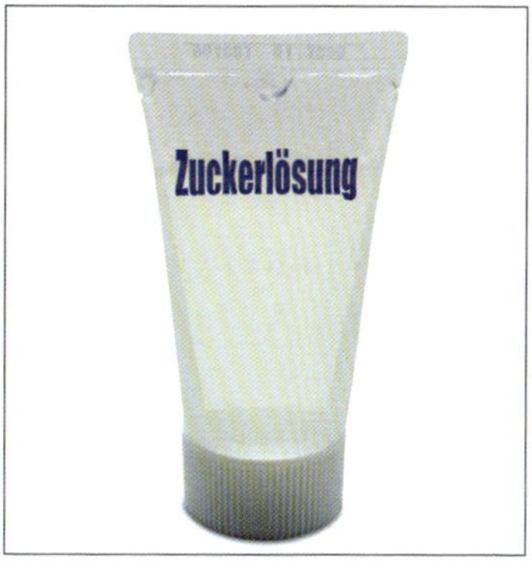

konzentrierte
Zuckerlösung

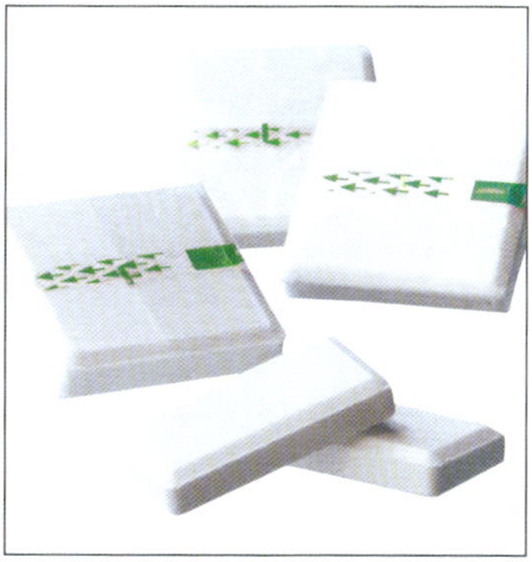

Traubenzucker

Insulin und Mahlzeiten

Rechts sehen Sie in der oberen Kurve den **Blutzuckerverlauf** dargestellt. Zu Beginn der Insulinbehandlung spritzen Sie nur vor dem Schlafengehen das für die Grundversorgung Ihres Körpers nötige Insulin.

Später kann es notwendig werden, dass Sie auch tagsüber Insulin brauchen. Dann spritzen Sie **kurzwirkendes Insulin** vor Frühstück, Mittagessen und Abendessen für die in diesen Mahlzeiten enthaltenen Kohlenhydrate (dargestellt durch die Gedecke).

Bei dieser Insulinbehandlung können Sie den Zeitpunkt der Mahlzeiten verschieben. Auch die Größe der Mahlzeit bestimmen Sie selbst.

Hierzu ist es notwendig, dass Sie wissen, welche Bestandteile in der Ernährung den Blutzucker ansteigen lassen und dass Sie lernen, diese den Blutzucker erhöhenden Nahrungsmittel mengenmäßig abzuschätzen.

Dies benötigen Sie, um die Insulindosis richtig wählen zu können. Wie Sie die Nahrungsmittel abschätzen, erfahren Sie auf den folgenden Seiten.

Insulin und Mahlzeiten

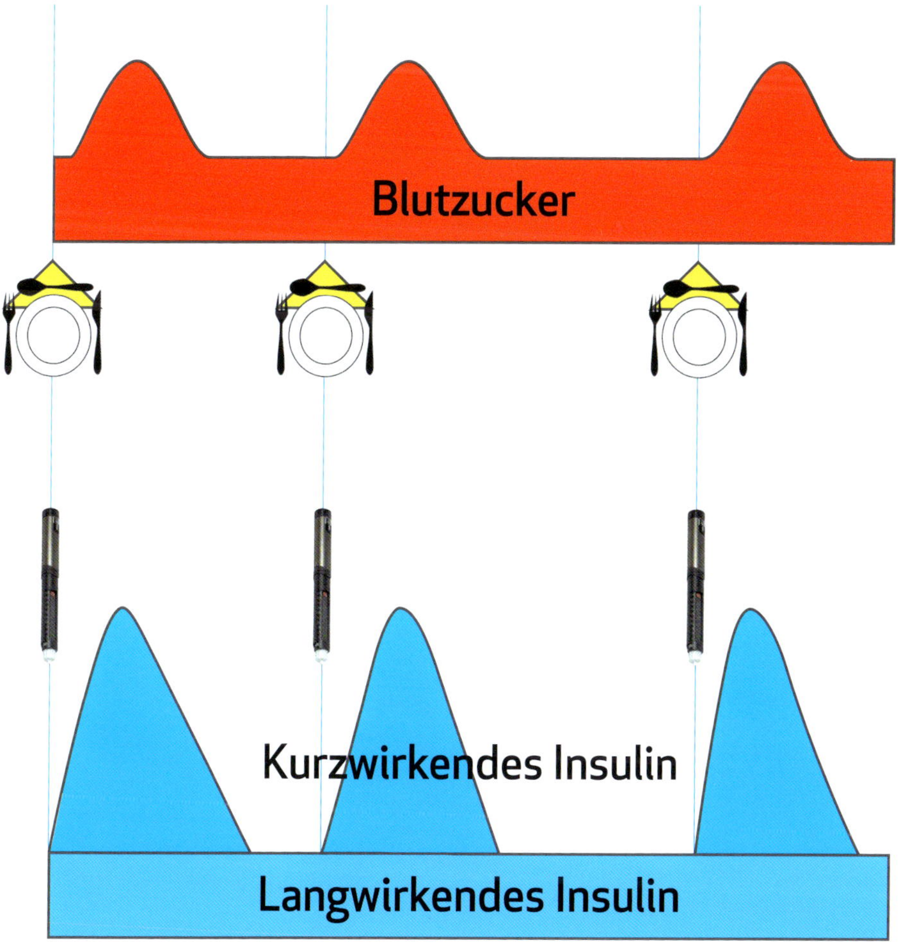

Blutzucker und Ernährung

Für Ihre Form der Insulinbehandlung ist es wichtig zu wissen, welche Nahrungsmittel den Blutzucker erhöhen.

Vielleicht kennen Sie schon einige Nahrungsmittel, die den Blutzucker ansteigen lassen.

Schauen Sie auf die rechte Bildseite.

Wodurch steigt der Blutzucker an?

Wenn Sie sich für eine Antwort entschieden haben, blättern Sie bitte um.

Wodurch steigt der Blutzucker?

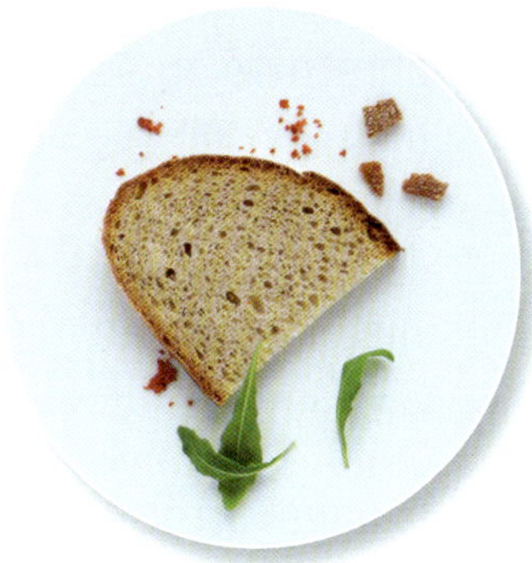

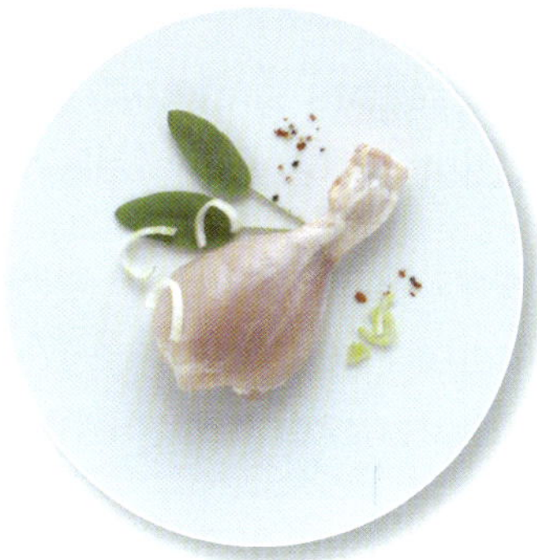

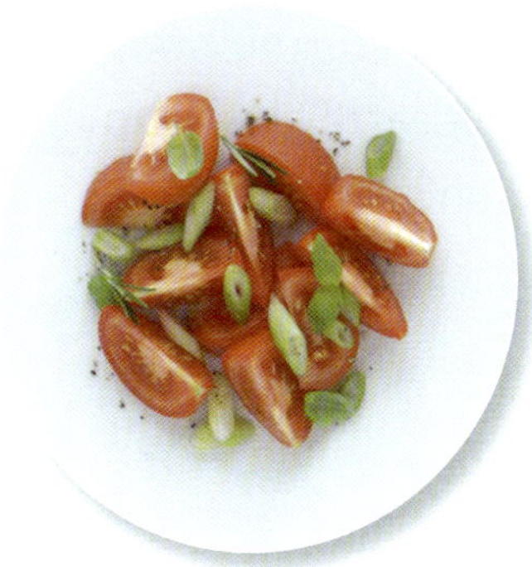

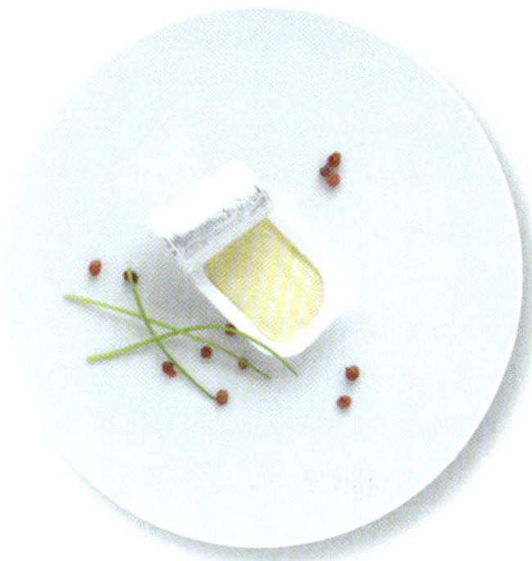

Nährstoffe

Auf der rechten Seite sehen Sie im oberen Bild links Nahrungsmittel, die den Blutzucker erhöhen können. Dort sind kohlenhydratreiche Nahrungsmittel zu sehen.

Zu den Kohlenhydraten gehören Stärke und Zucker.

In den drei unteren Abbildungen sind Nährstoffe zu sehen, die den Blutzucker nicht erhöhen. Das Bild oben rechts zeigt Nahrungsmittel, die eiweißreich sind.

Unten rechts sind fettreiche Nahrungsmittel zu sehen, die den Blutzucker ebenfalls nicht ansteigen lassen.

Unten links sehen Sie wasserreiche Nahrungsmittel. Diese enthalten sehr geringe Mengen an Kohlenhydraten, lassen den Blutzucker aber nicht ansteigen.

Zusammengefasst heißt das, wenn Sie Fett, Eiweiß oder wasserreiche Nahrungsmittel essen oder trinken, steigt der Blutzucker dadurch nicht. Nur kohlenhydratreiche Nahrungsmittel können den Blutzucker ansteigen lassen.

Nährstoffe

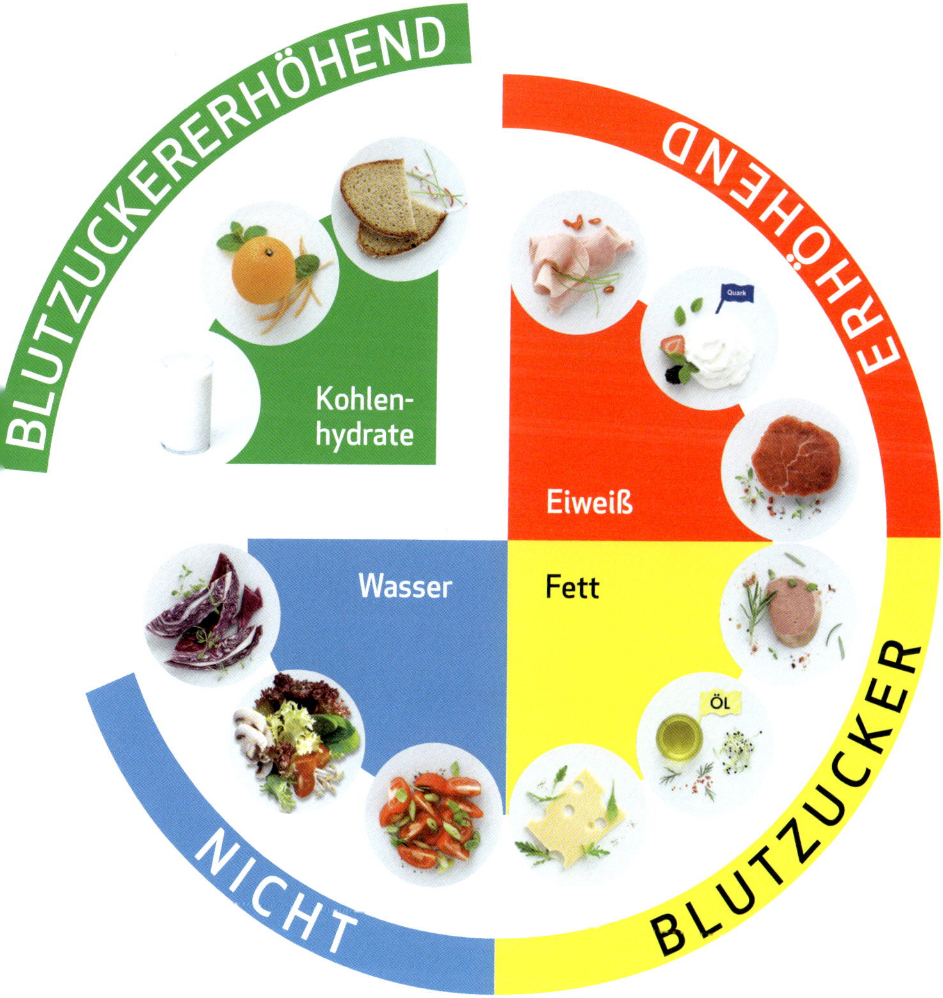
BLUTZUCKERERHÖHEND
ERHÖHEND
BLUTZUCKER
NICHT
Kohlen-
hydrate
Eiweiß
Wasser
Fett
Quark
ÖL

Fettreiche Nahrungsmittel

Butter ist ein fettreiches Nahrungsmittel. Weitere fettreiche Nahrungsmittel sind:

- **Margarine, Öl;**
- **fette Fleisch- und Wurstsorten (über 20% Fett);**
- **fette Fischsorten (zum Beispiel Aal, Makrele);**
- **fette Käsesorten (über 30% Fett in der Trockenmasse = i. Tr.);**
- **Nüsse, Avocado;**
- **Eigelb.**

Durch den Verzehr dieser Nahrungsmittel erhöht sich der Blutzucker nicht, da Fett den Blutzucker nicht ansteigen lässt.

Wenn Sie abnehmen wollen, sollten Sie möglichst wenig Fett essen, weil Fett viele Kalorien enthält.

Wenn Sie allerdings schlank sind und keine Fettstoffwechselstörung haben, können Sie in üblichen Mengen fettreiche Nahrungsmittel essen.

Fettreiche Nahrungsmittel

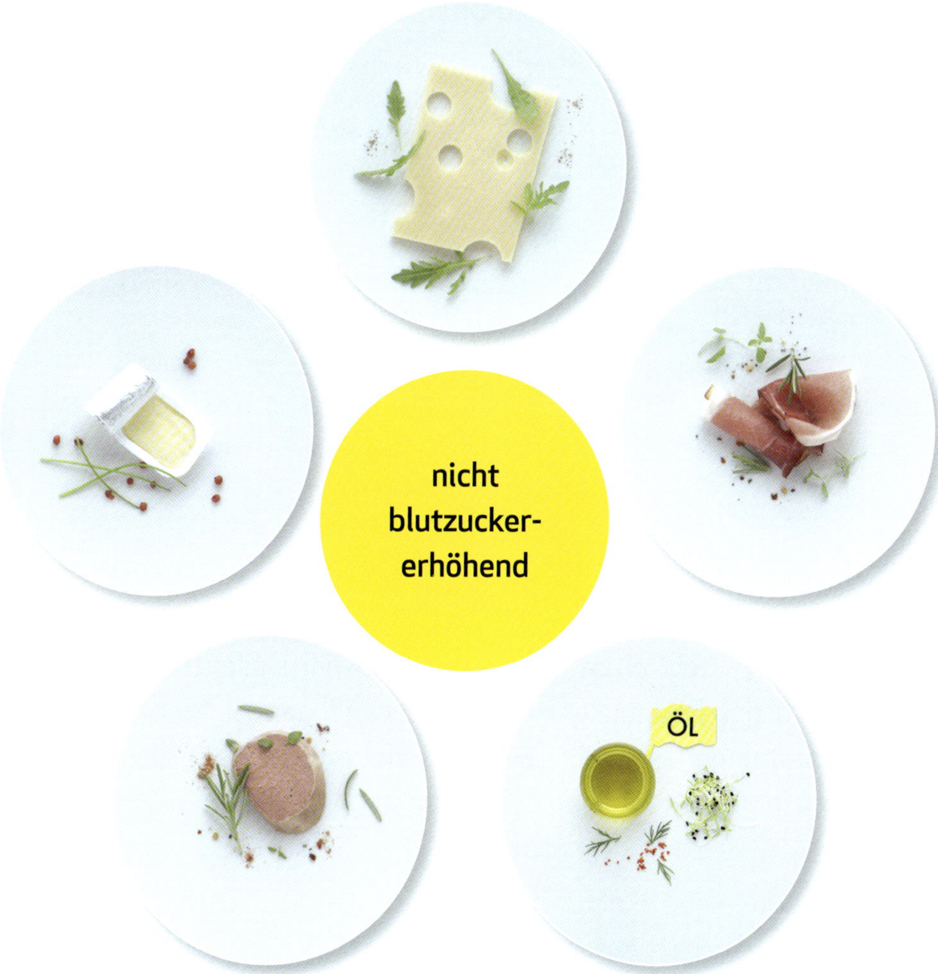

nicht
blutzucker-
erhöhend

Eiweißreiche Nahrungsmittel

Hähnchenfleisch ist ein eiweißreiches Nahrungsmittel. Weitere eiweißreiche Nahrungsmittel sind:

- **magere Fleisch- und Wurstsorten (weniger als 20% Fett) wie zum Beispiel Filet, Bierschinken, Corned Beef, Sülze, Roastbeef, Hühner- und Putenfleisch;**
- **magere Fische und Krustentiere wie zum Beispiel Forelle, Krabben, Muscheln, Schellfisch, Kabeljau, Rotbarsch;**
- **magerer Käse (weniger als 30% Fett in der Trockenmasse) wie zum Beispiel Harzer, kalorienverminderter Edamer;**
- **Quark;**
- **Sojaprodukte;**
- **Eiklar.**

Durch den Verzehr dieser eiweißreichen Nahrungsmittel erhöht sich der Blutzucker nicht, da Eiweiß den Blutzucker nicht ansteigen lässt. Sie dürfen so viel eiweißreiche Nahrungsmittel essen wie jede oder jeder andere auch.

Eiweißreiche Nahrungsmittel

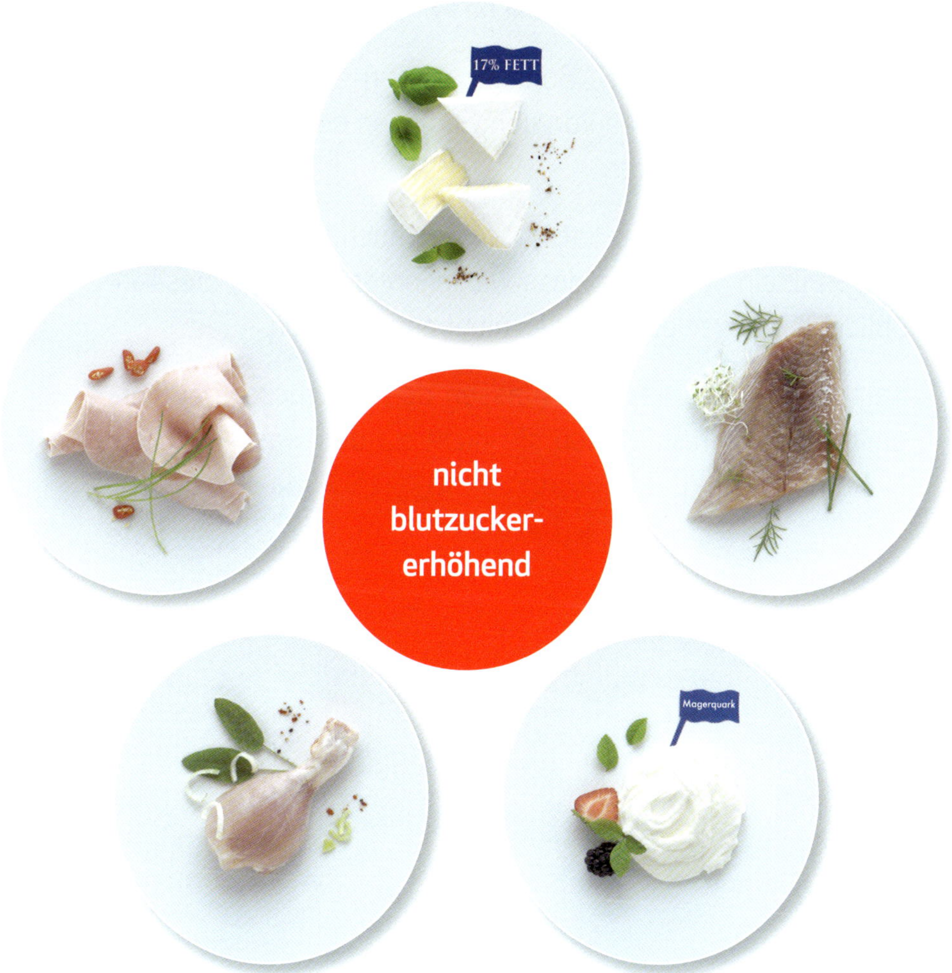

Wasserreiche Nahrungsmittel

Tomate ist ein wasserreiches Nahrungsmittel.

Weitere wasserreiche Nahrungsmittel sind alle Gemüsesorten mit Ausnahme von Kartoffeln und Zuckermais.

Die enthaltenen Mengen an Kohlenhydraten sind so gering, dass der Blutzucker durch übliche Portionen nicht ansteigt.

Hülsenfrüchte (wie z.B. Bohnen, Erbsen oder Linsen) und Schwarzwurzeln haben von den Gemüsen den höchsten Gehalt an Kohlenhydraten.

Der Blutzuckeranstieg ist allerdings auch bei diesen Nahrungsmitteln so gering, dass wir Ihnen empfehlen, diese in üblichen Mengen als Beilagen nicht anzurechnen.

Kartoffeln und Zuckermais lassen den Blutzucker deutlich ansteigen, deshalb zählen sie nicht zu den wasserreichen Nahrungsmitteln.

Wasserreiche Nahrungsmittel

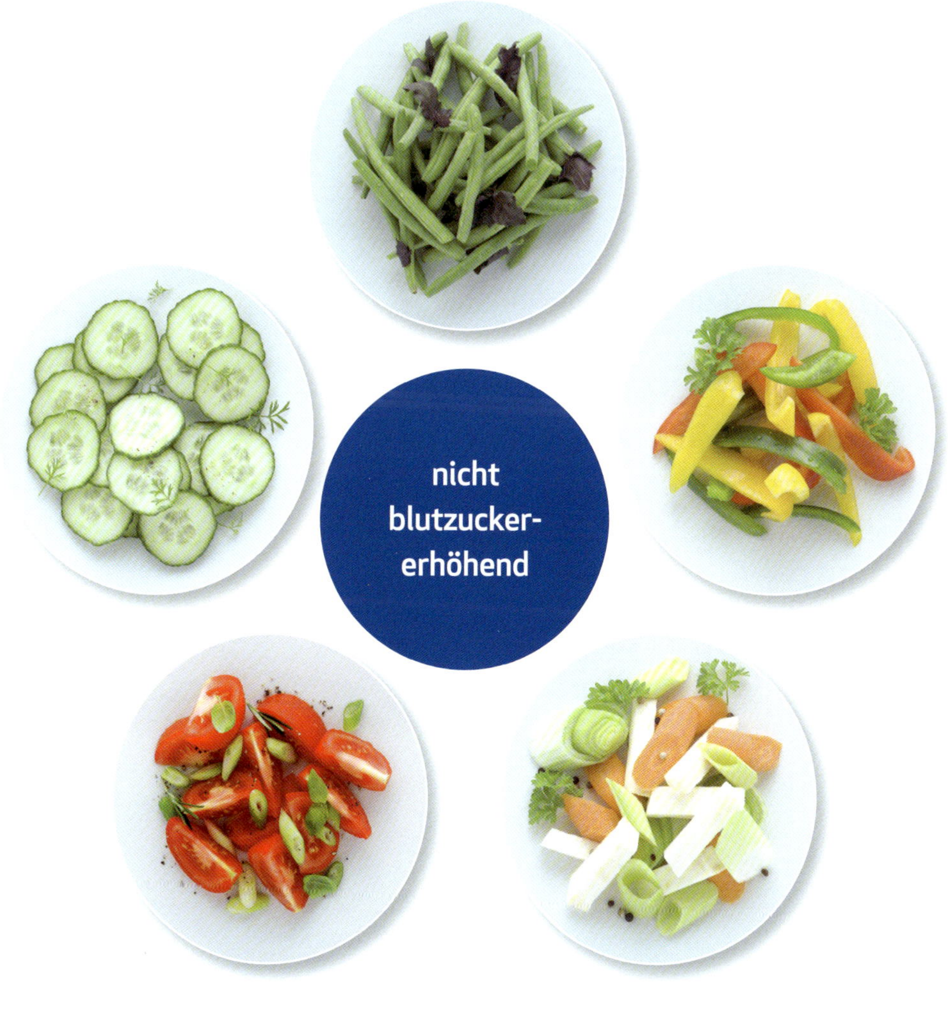

Kohlenhydratreiche Nahrungsmittel

Brot ist ein kohlenhydratreiches Nahrungsmittel.

Zu den kohlenhydratreichen Nahrungsmitteln zählen weiterhin:

- **alle Brotsorten, Brötchen, Knäckebrot, Gebäck, Haferflocken;**
- **Nudeln, Reis, Knödel;**
- **Kartoffeln, Zuckermais;**
- **Obst, Trockenobst;**
- **Milch und flüssige Milchprodukte (z.B. Buttermilch).**

Kohlenhydratreich sind auch alle Nahrungsmittel, die Zucker in Form von Traubenzucker (Glukose), Haushaltszucker (Saccharose), Milchzucker (Laktose) und Malzzucker (Maltose) enthalten.

Diese Zuckerarten kommen zum Beispiel in Konfitüre, Honig, Süßigkeiten und im Kuchen vor.

Kohlenhydratreiche Nahrungsmittel

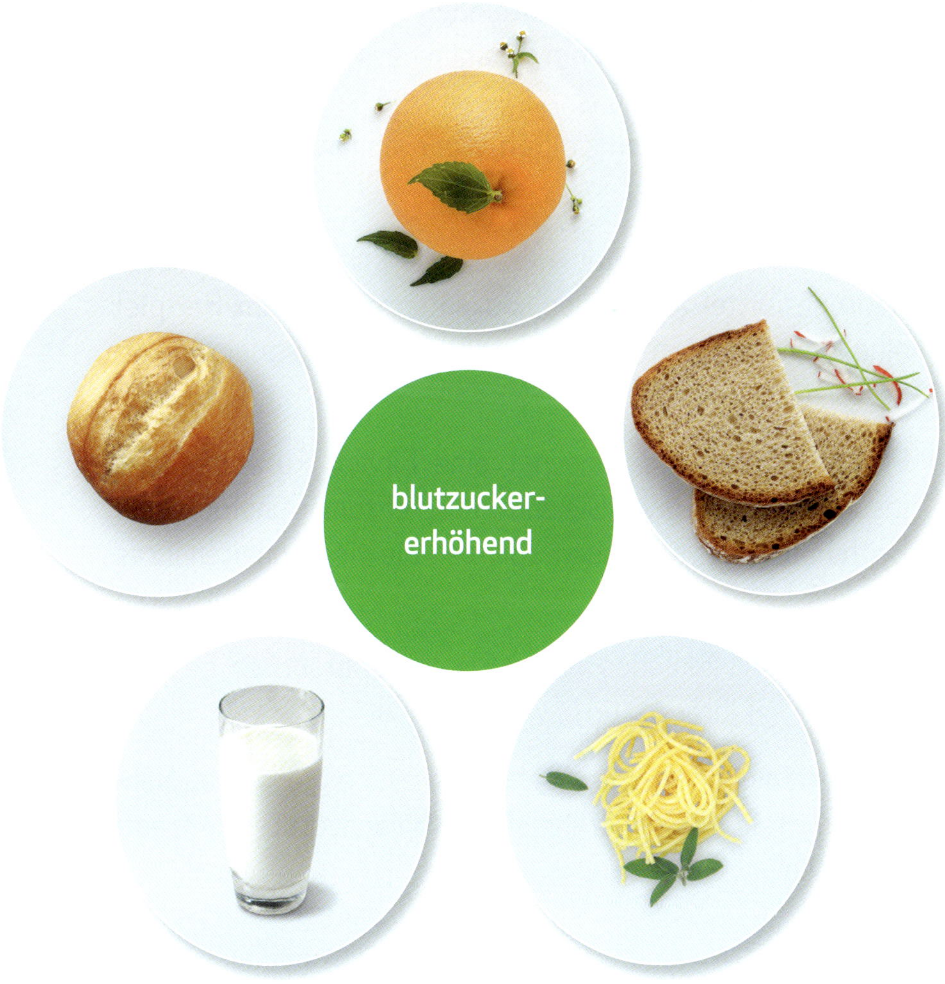

Kohlenhydrateinheit = KE

Um zu wissen, wie viel kurzwirkendes Insulin Sie vor einer Mahlzeit spritzen, ist es notwendig, die blutzuckererhöhenden Kohlenhydrate abzuschätzen. Dabei hilft die Kohlenhydrateinheit (KE).

Eine Kohlenhydrateinheit entspricht zehn Gramm Kohlenhydraten.

Kohlenhydrateinheiten sollten nicht abgewogen, sondern abgeschätzt werden.

In Kohlenhydrateinheiten werden alle kohlenhydratreichen Nahrungsmittel angegeben. So entsprechen zum Beispiel eine kleine Birne, zehn mittelgroße Erdbeeren oder ein halbes Brötchen einer KE.

Pro KE sollten Sie zunächst eine Einheit kurzwirkendes Insulin spritzen. Bevor Sie zum Beispiel zum Frühstück zwei Brötchen (= vier KE) essen, spritzen Sie vier Einheiten Ihres Insulins.

Wie viel kurzwirkendes Insulin Sie später brauchen, besprechen Sie mit Ihrer Ärztin bzw. Ihrem Arzt.

Auf den folgenden Seiten sehen Sie einige Mengen an Nahrungsmitteln, die ungefähr einer Kohlenhydrateinheit entsprechen.

1 KE =

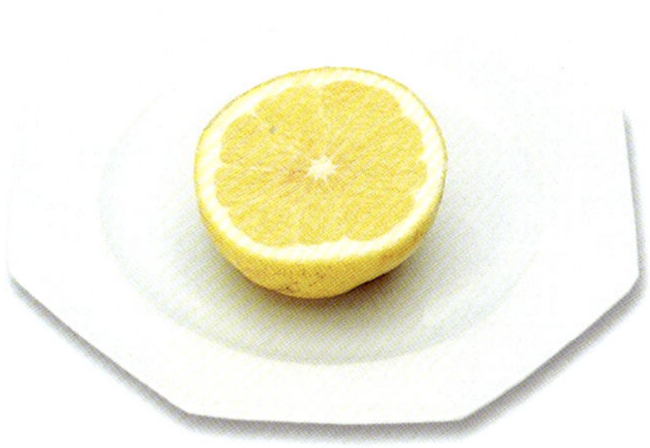

Grapefruit

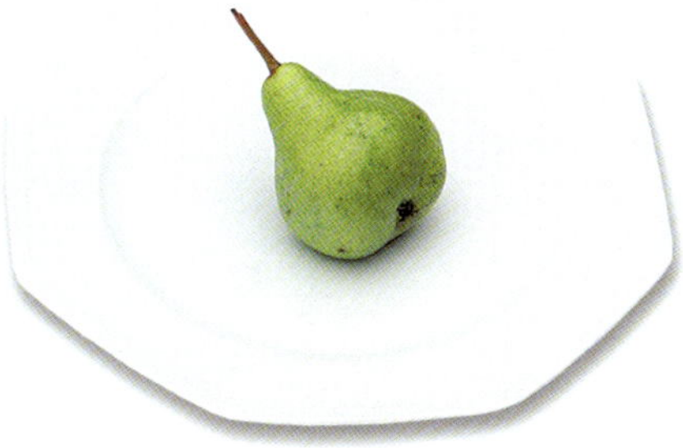

Birne

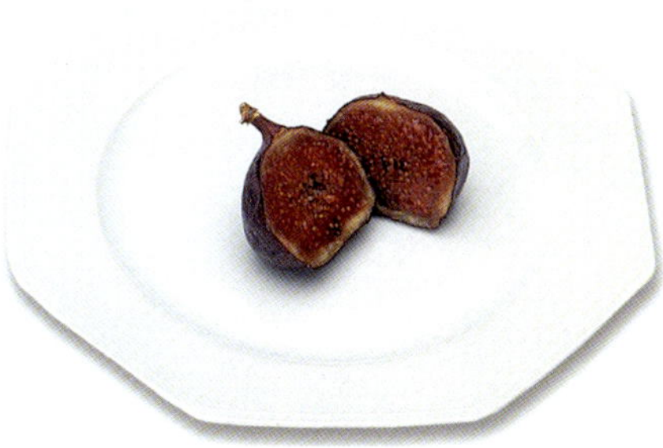

Feige

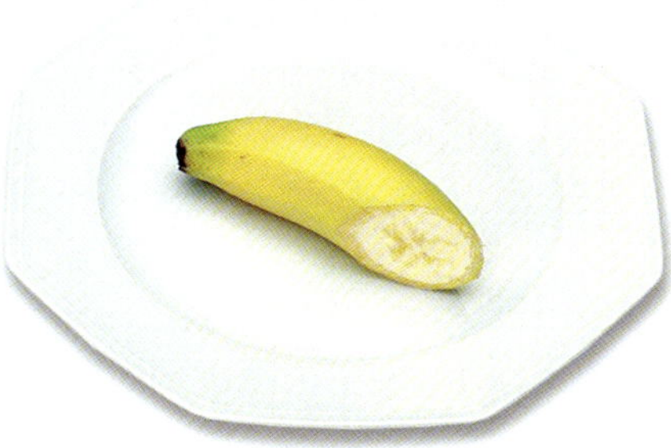

Banane

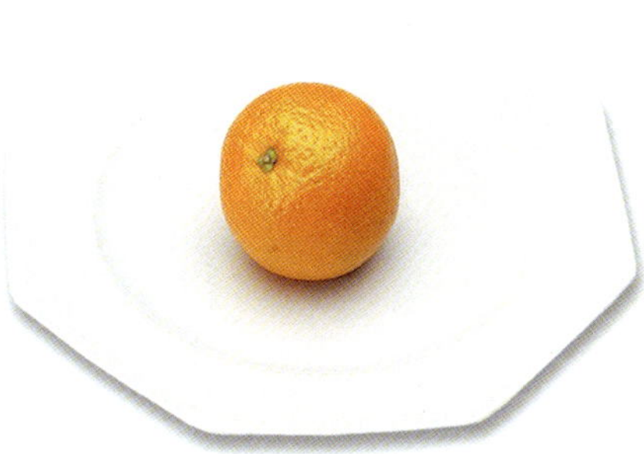

Apfelsine

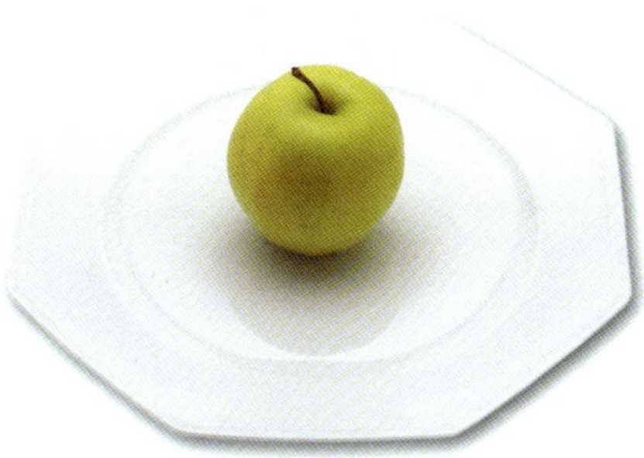

Apfel

1 KE =

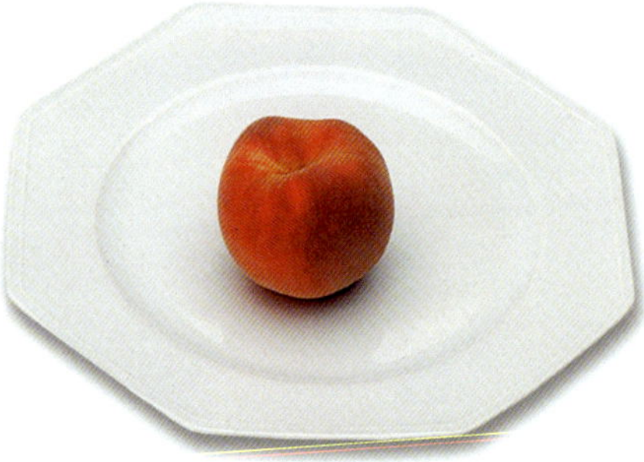

Pfirsich

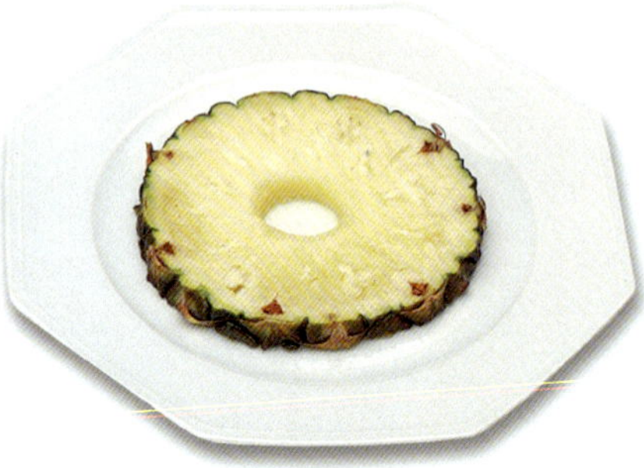

Ananas

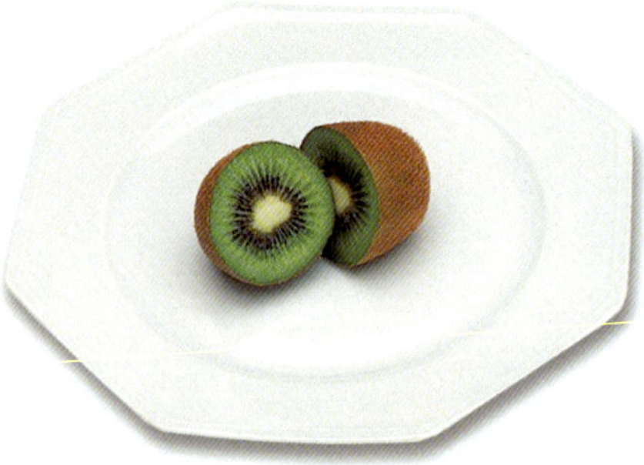

Kiwi

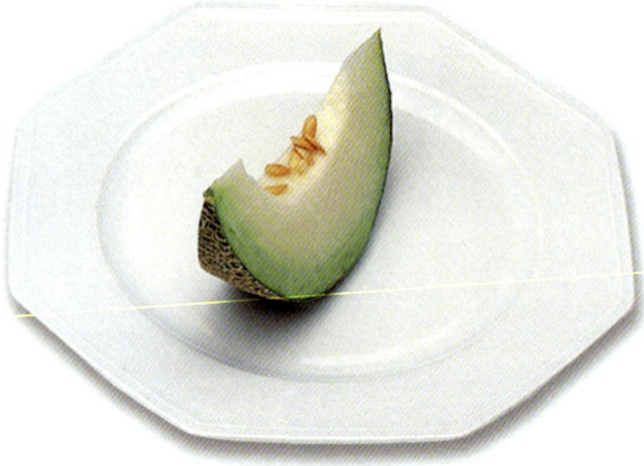

Melone (Charentais)

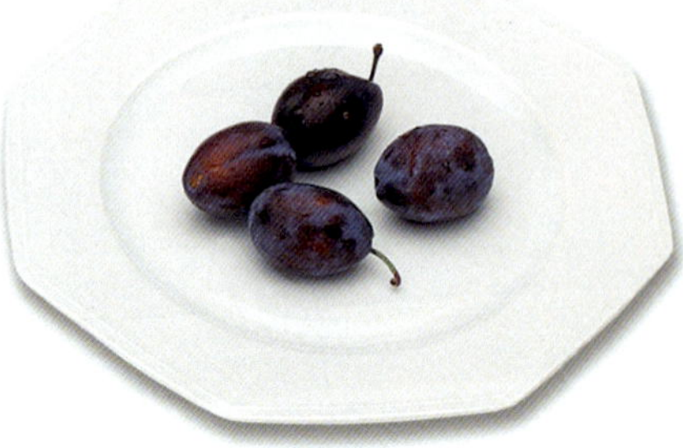

Pflaumen

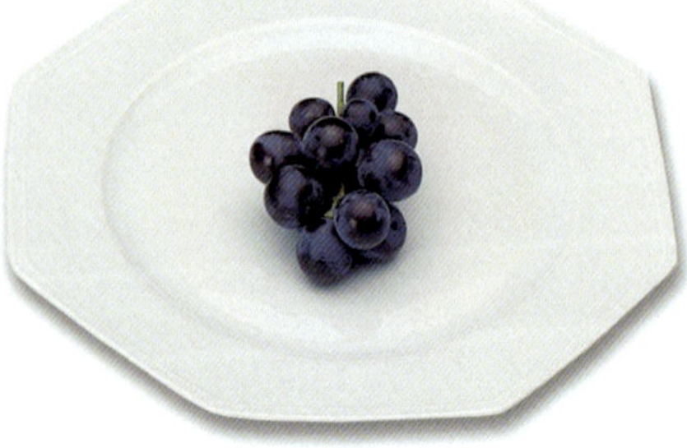

Weintrauben

1 KE =

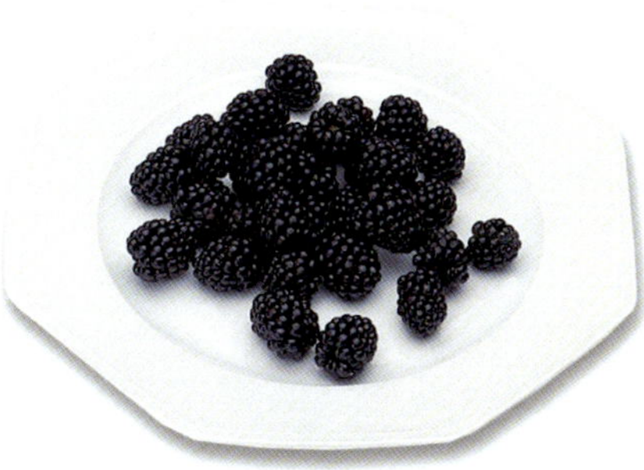

Brombeeren

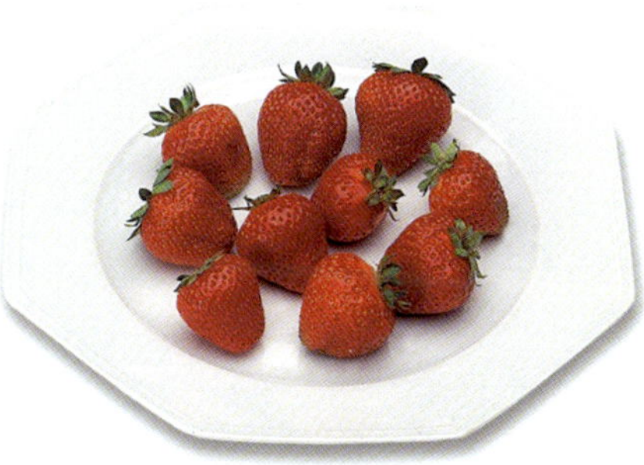

Erdbeeren

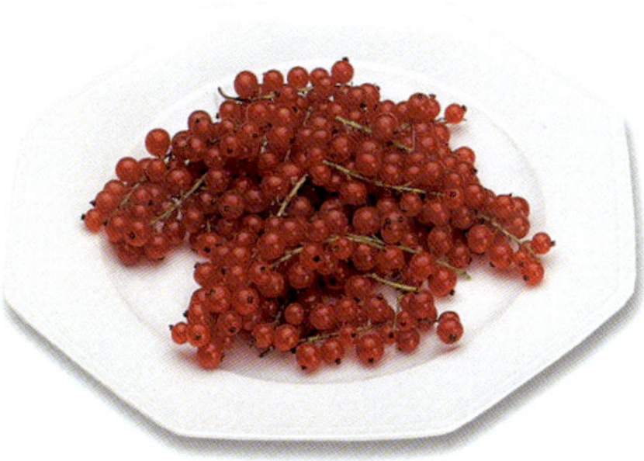

Johannisbeeren, rot

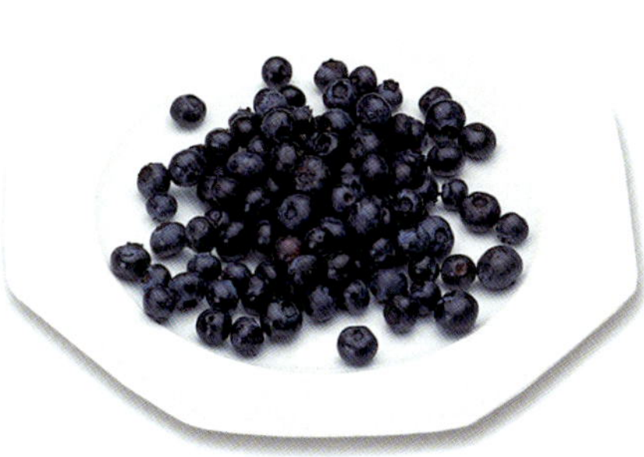

Heidelbeeren

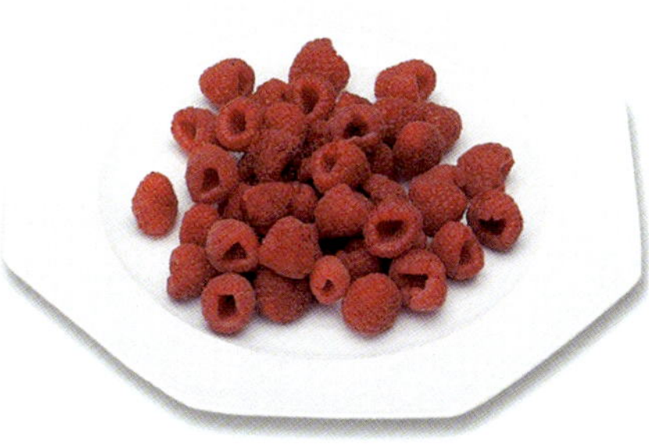

Himbeeren

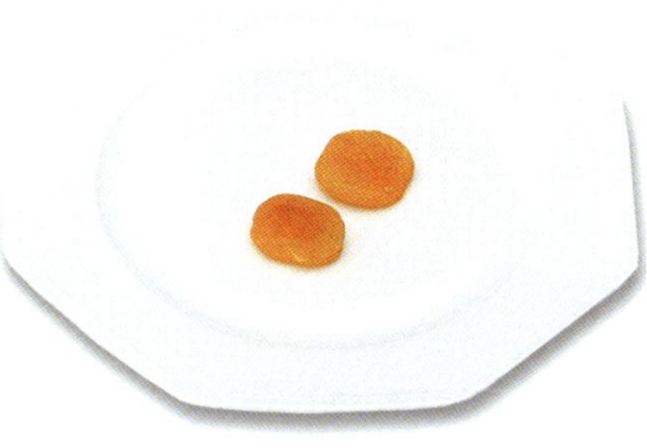

Aprikosen, getrocknet

1 KE =

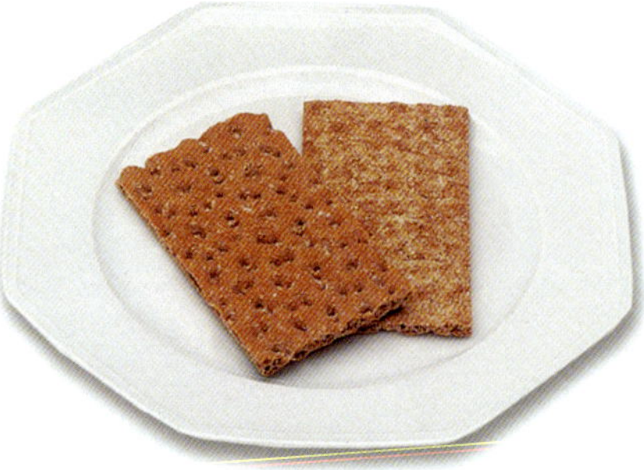

Knäckebrot, ballaststoffreich

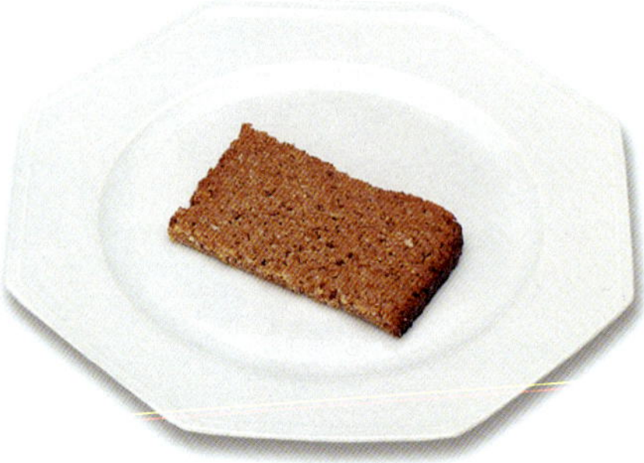

Roggenvollkornbrot

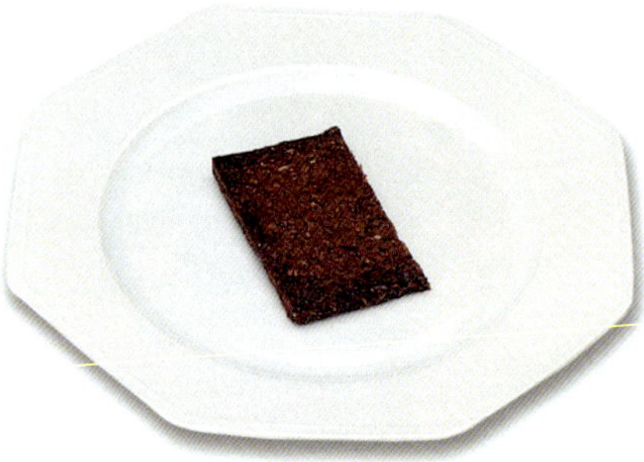

Pumpernickel

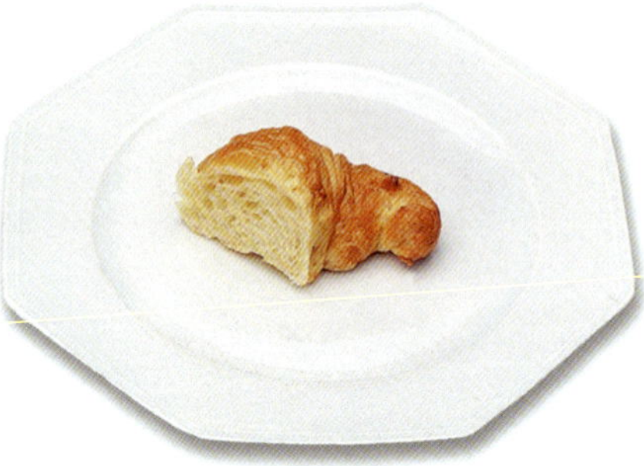

Croissant

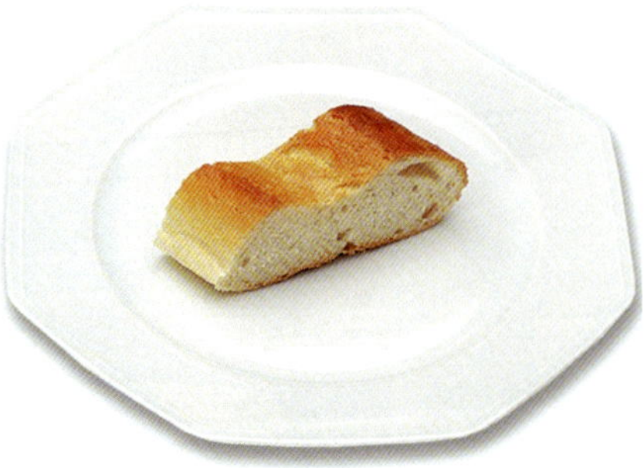

Baguette

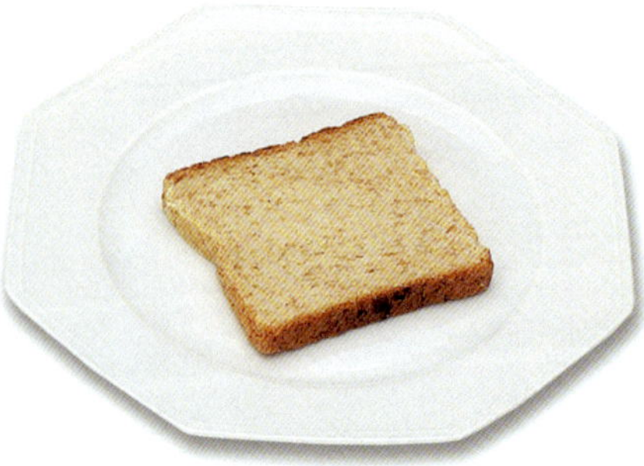

Vollkorntoastbrot

1 KE =

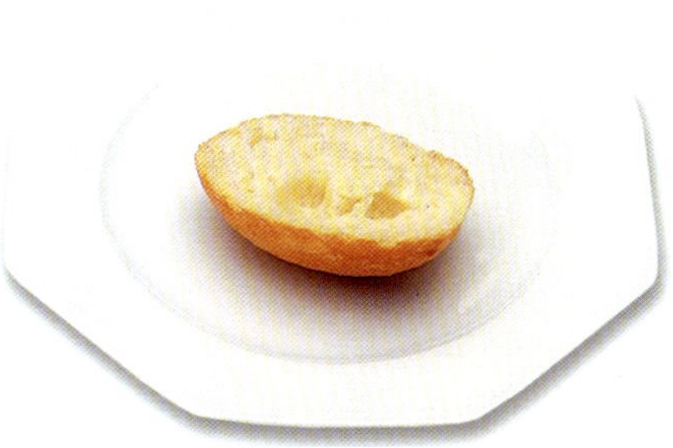
Brötchen

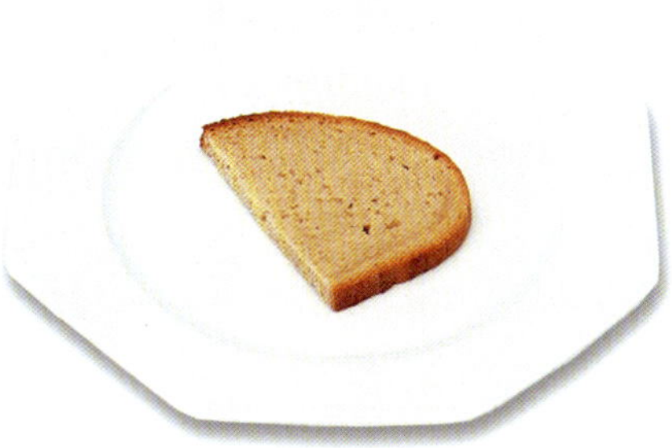
Weizenmischbrot

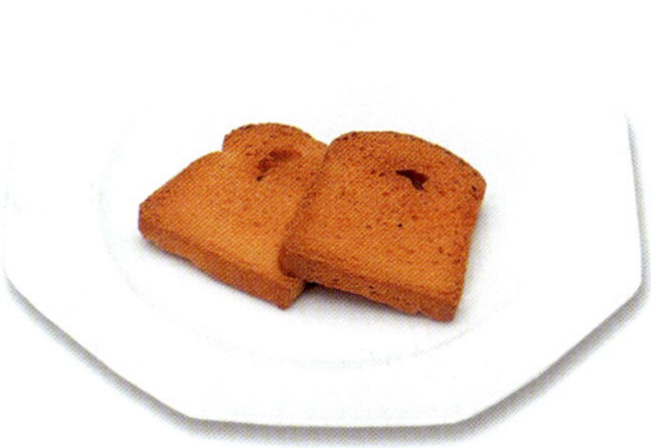
Zwieback

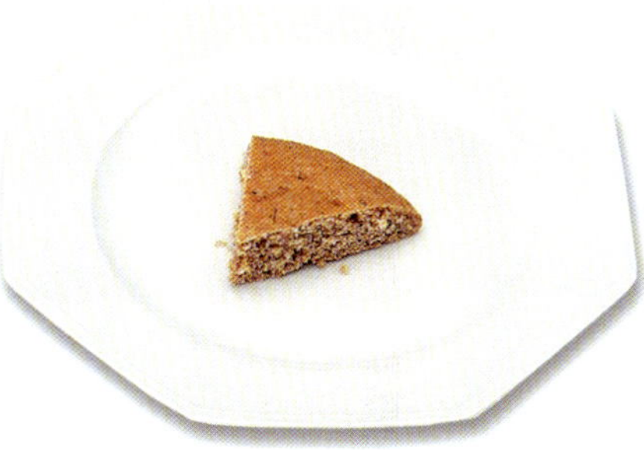
Fladenbrot

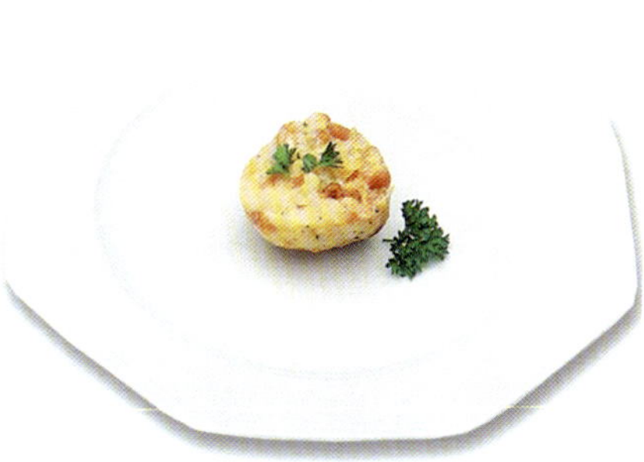
Semmelknödel

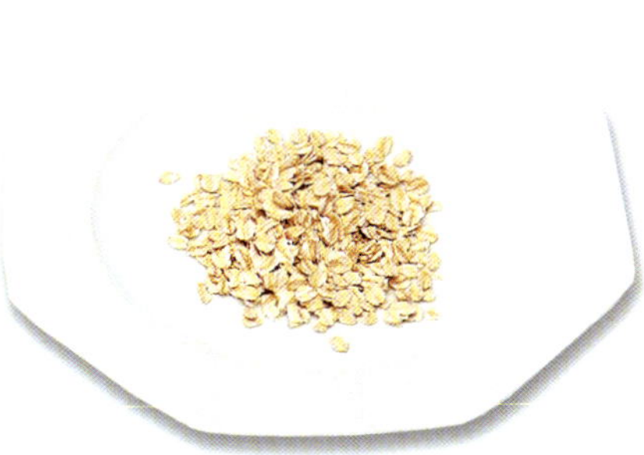
Haferflocken

1 KE =

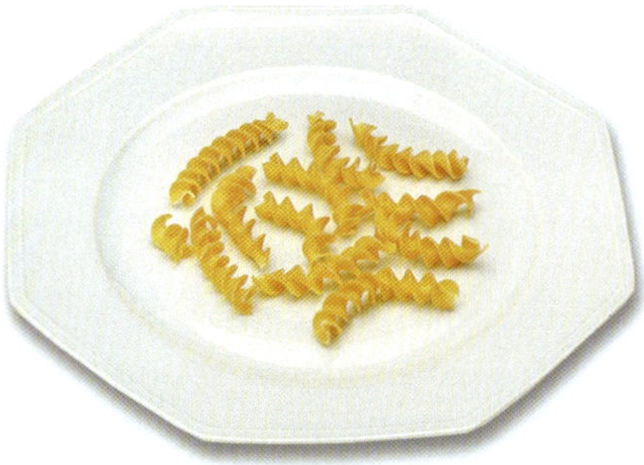

Nudeln (Spirelli), roh

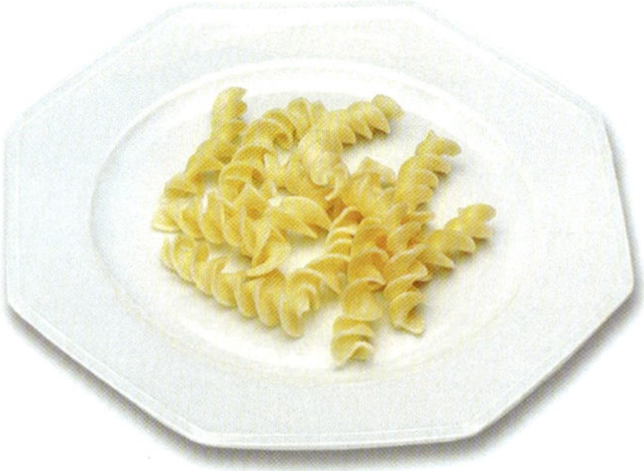

Nudeln (Spirelli), gekocht

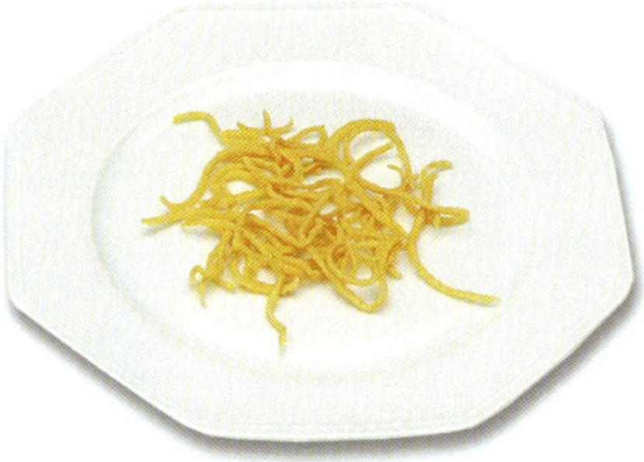

Nudeln (Spätzle), roh

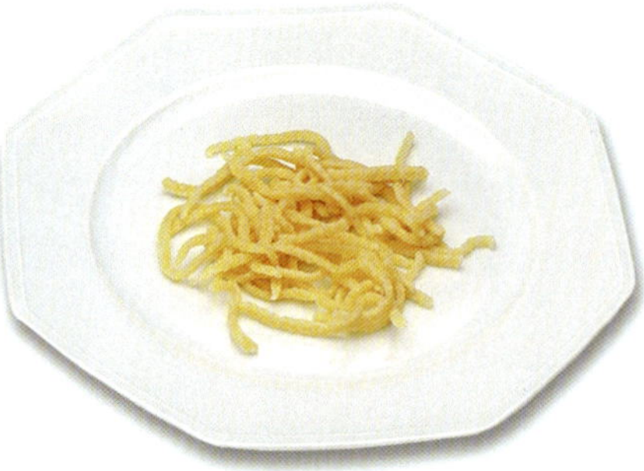

Nudeln (Spätzle), gekocht

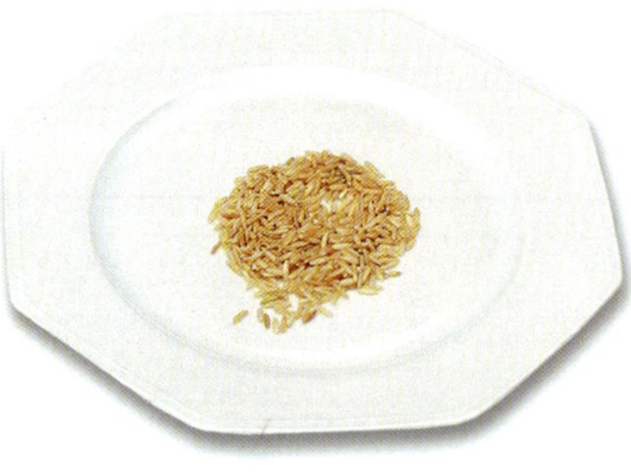

Vollkornreis, roh

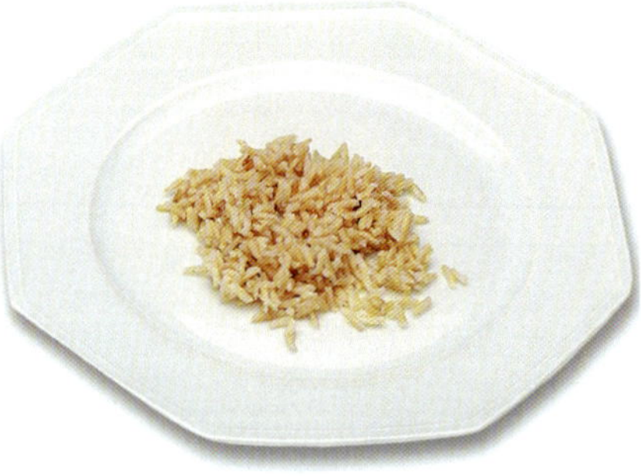

Vollkornreis, gekocht

1 KE =

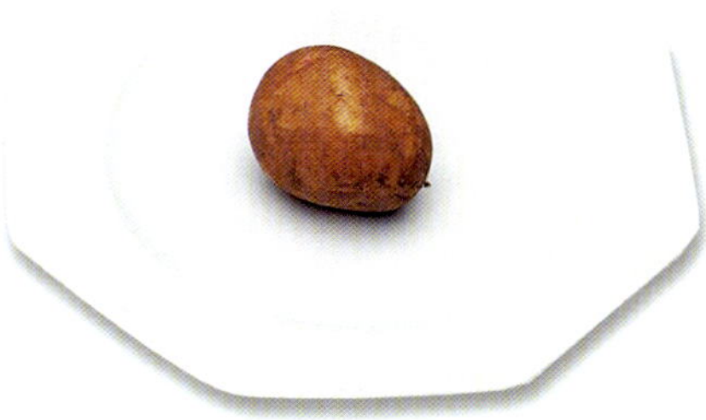

Kartoffel

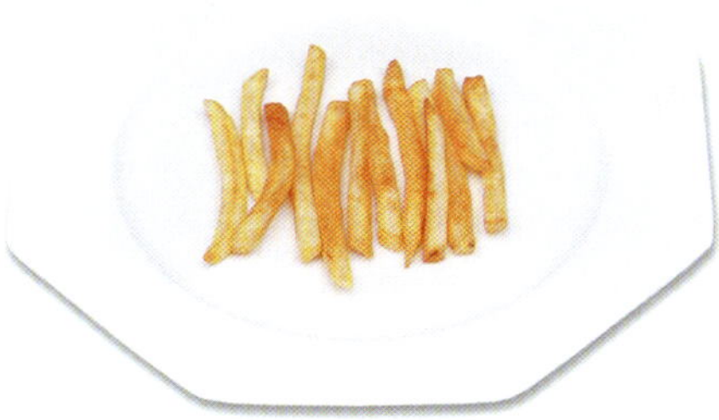

Pommes frites

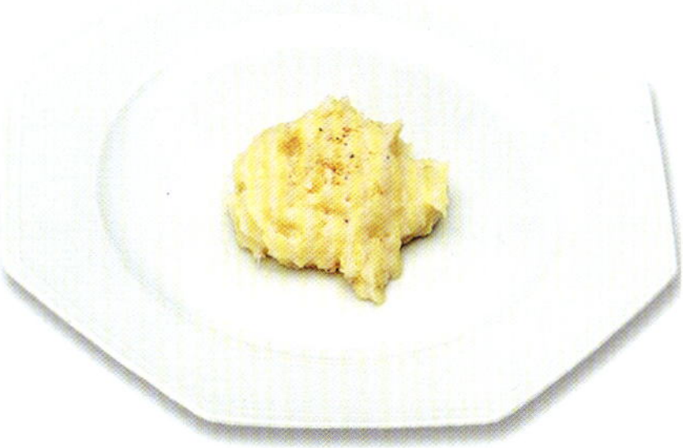

Kartoffelpüree

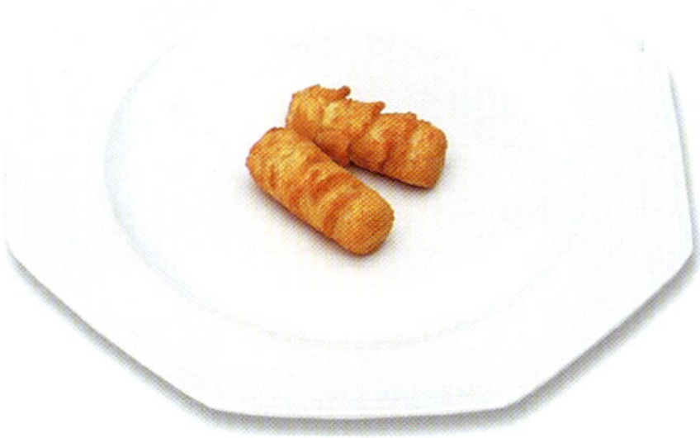

Kroketten

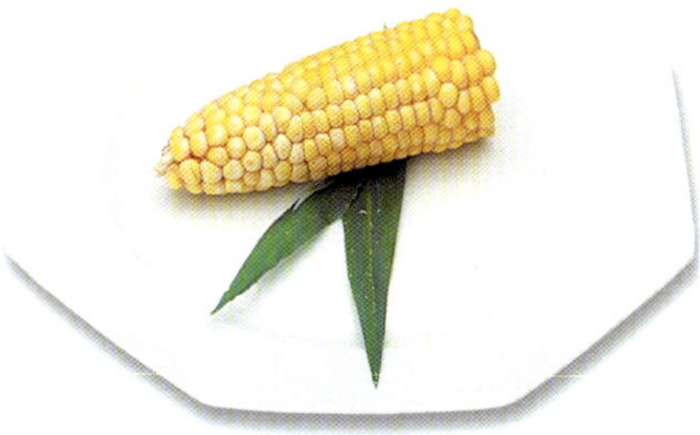

Maiskolben

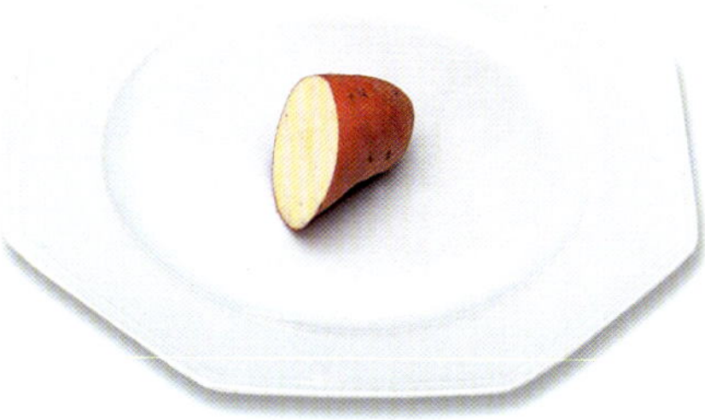

Süßkartoffel

1 KE =

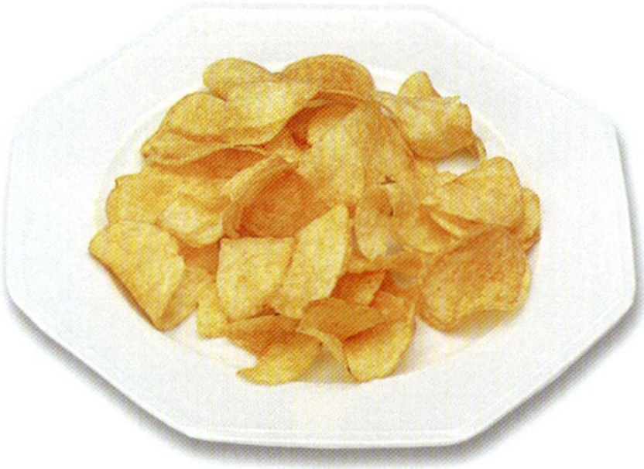

Kartoffelchips

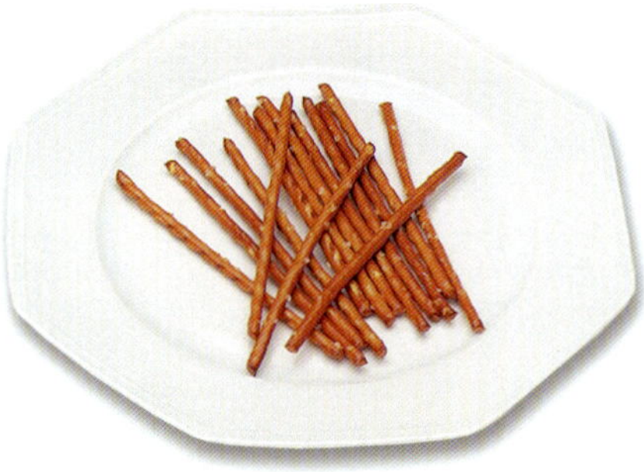

Salzstangen

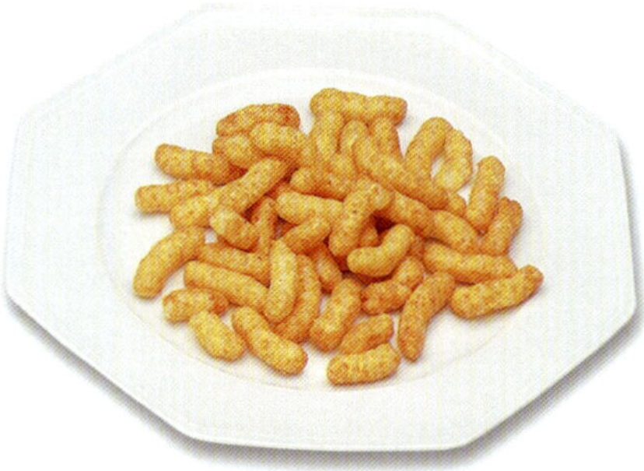

Erdnussflips

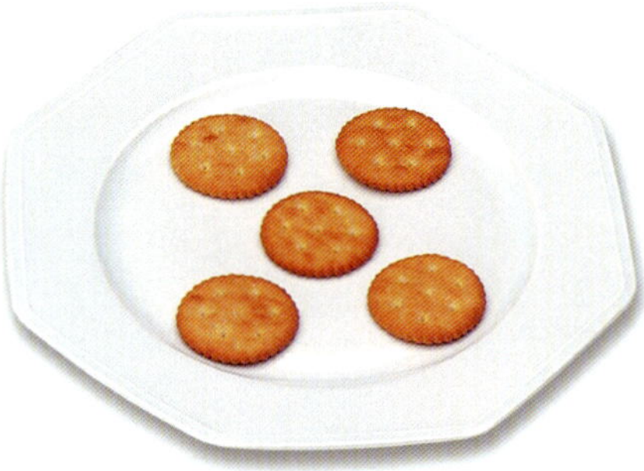

Kräcker

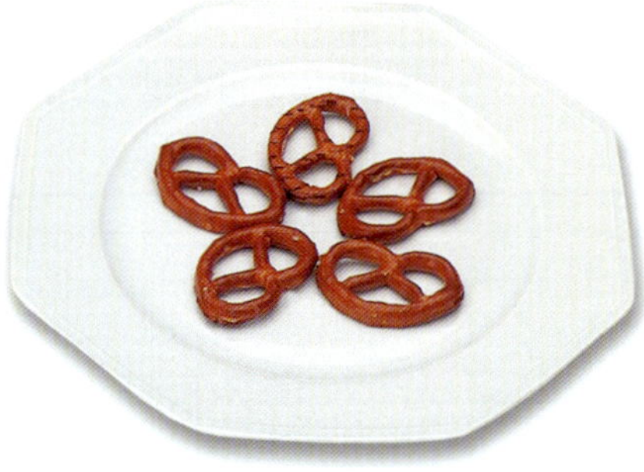

Salzbrezeln

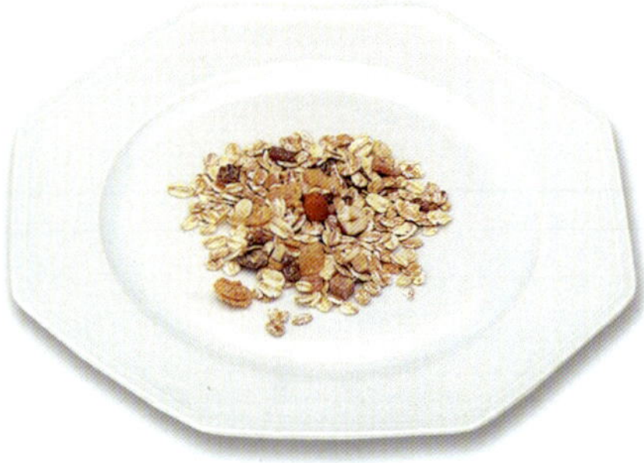

Müslimischung

1 KE =

Apfelsaft

Vollmilch

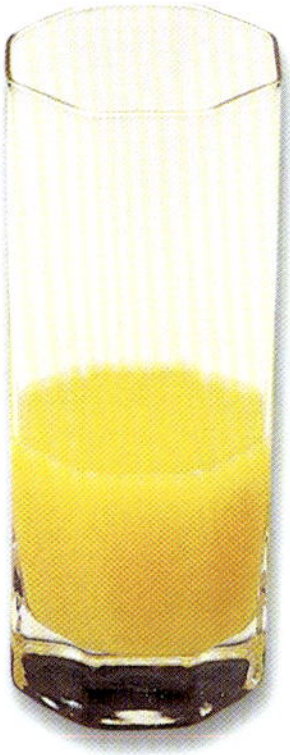

Orangensaft

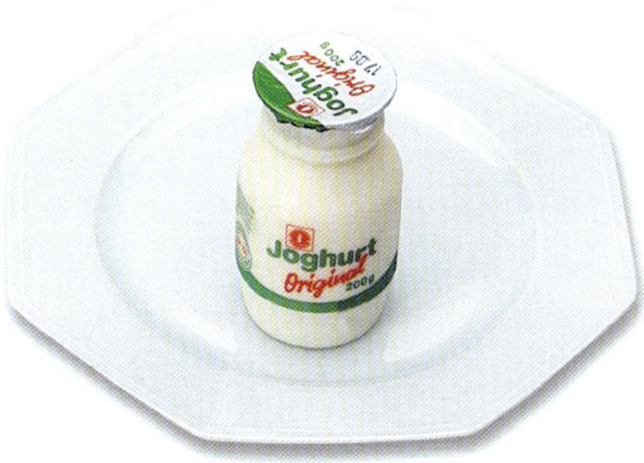

Joghurt

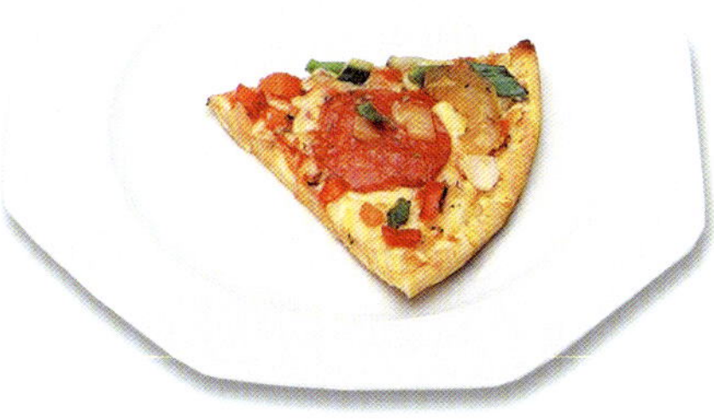

Pizza

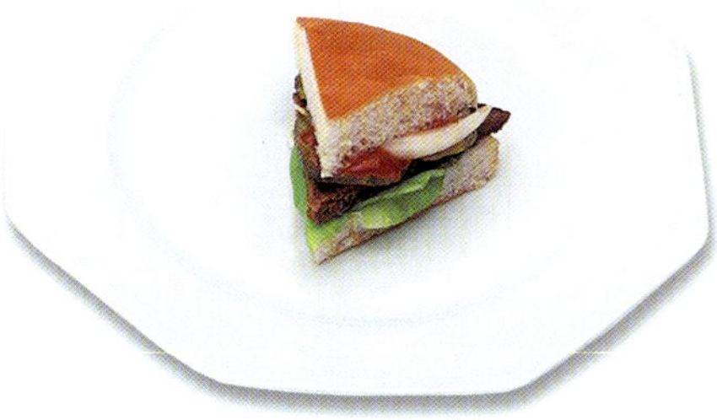

Hamburger

1 KE =

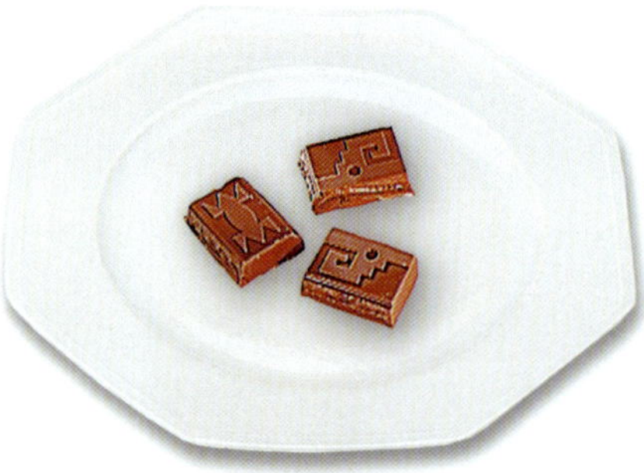

Schokolade

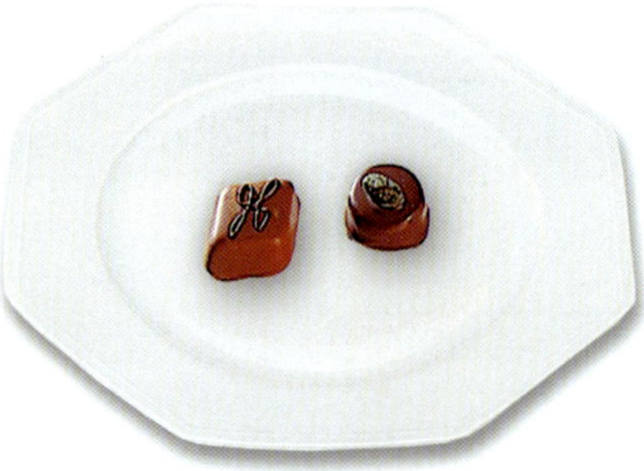

Pralinen

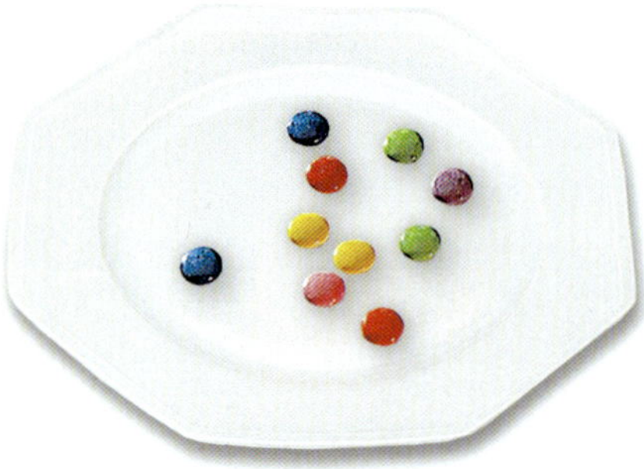

Schokolinsen

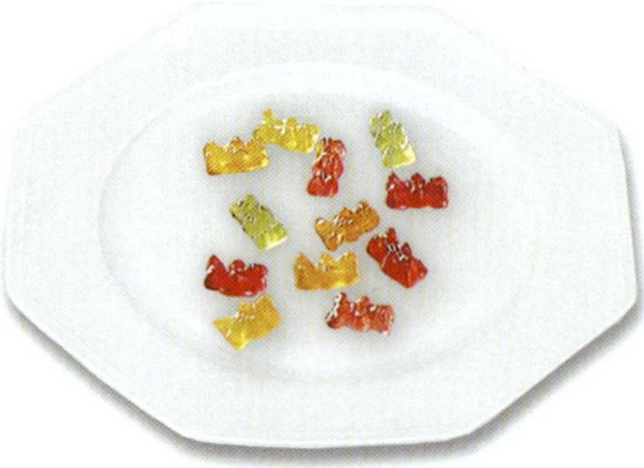

Gummibärchen

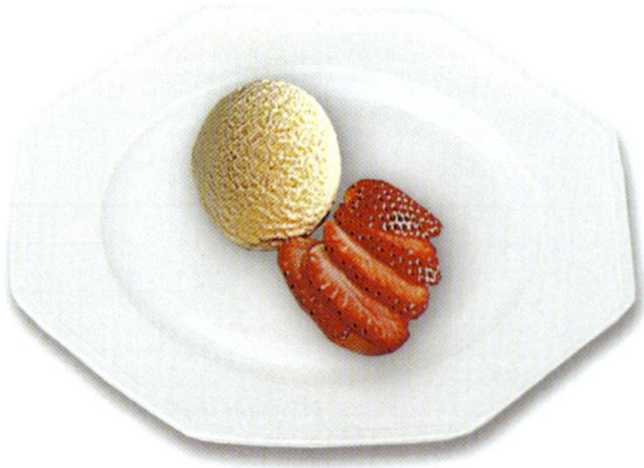

Eiscreme

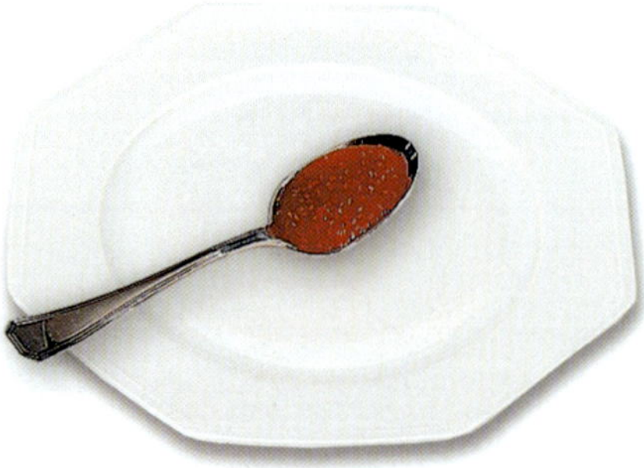

Konfitüre

1 KE =

Milch und Milchprodukte		1 KE =
1 Glas	Milch	200 ml
1 Glas	Kefir	200 ml
1 Glas	Joghurt	200 ml
1 Glas	Buttermilch	200 ml

Brot, Backwaren		1 KE =
1/2	Brötchen	20 g
1/2 Scheibe	Graubrot	20 g
1–2 Sch.*	Knäckebrot	15–25 g*
*je nach Sorte, siehe Nährwertangabe		
1/2 Scheibe	Pumpernickel	25 g
1/2 Scheibe	Roggenvollkornbrot	25 g
1 Scheibe	Vollkorntoastbrot	25 g
1 Scheibe	Weißbrot	20 g
1/2 Scheibe	Weizenmischbrot	20 g
2	Zwieback	15 g
5	Kräcker	15 g
15	Salzstangen	15 g

Mehl, Teigwaren		1 KE =
1 Esslöffel	Buchweizen	15 g
2 Esslöffel	Cornflakes	15 g
1 Esslöffel	Gerstenkörner	15 g
1 Esslöffel	Gerstengraupen	15 g
1 Esslöffel	Grünkern	15 g

	1 KE =	
1 Esslöffel	Haferkörner	15 g
1 Esslöffel	Haferflocken	15 g
1 Esslöffel	Hirse	15 g
1 Esslöffel	Maismehl	15 g
1 Esslöffel	Paniermehl	15 g
1 Esslöffel	Puddingpulver	15 g
1 Esslöffel	Reis, roh	15 g
2 Esslöffel	Reis, gekocht	45 g
1 Esslöffel	Roggenkörner	15 g
1 Esslöffel	Roggenmehl	15 g
	Teigwaren, roh	15 g
	Teigwaren, gekocht	45 g
1 Esslöffel	Weizenkörner	15 g
1 Esslöffel	Weizenmehl	15 g
1 Esslöffel	Weizengrieß	15 g

Kartoffelprodukte und Gemüse		1 KE =
1 hühner-eigroße	Kartoffel	65 g
	Kartoffelchips	25 g
1 Esslöffel	Kartoffelpüreepulver	15 g
2 Esslöffel	Kartoffelpüree, zubereitet	75 g
	Kastanien (Maronen)	30 g
$^{1}/_{2}$	Knödel	45 g
2	Kroketten	35 g
3 Esslöffel	Maiskörner	65 g
	Maiskolben ohne Blätter	100 g
	Pommes frites	35 g

1 KE =

Obst (* = mit Stein/Schale)		1 KE =
1 Scheibe	Ananas*	140 g
1 kleiner	Apfel*	90 g
1 mittlere	Apfelsine*	150 g
2–3	Aprikosen*	110 g
1/2	Banane*	70 g
1 kleine	Birne*	90 g
7 Esslöffel	Blau-/Heidelbeeren	140 g
8 Esslöffel	Brombeeren	140 g
10	Erdbeeren	160 g
1	Feige*	80 g
	Granatapfel*	170 g
8 Esslöffel	Himbeeren	150 g
7 Esslöffel	Holunderbeeren	140 g
7 Esslöffel	Johannisbeeren, rot	140 g
1	Kakipflaume*	70 g
	Kirschen*	90 g
1 große	Kiwi*	110 g
	Kumquat*	70 g
	Litschi*	90 g
2	Mandarinen*	150 g
	Mango*	110 g
	Melone, Charentais*	100 g
3	Mirabellen*	70 g
1/2	Pampelmuse/Grapefruit*	170 g
1	Pfirsich*	120 g
4	Pflaumen*	90 g

1 KE =

7 Esslöffel	Preiselbeeren	140 g
1	Quitte*	140 g
6 Esslöffel	Stachelbeeren	120 g
	Tamarillo	130 g
	Wasserkastanie*	100 g
	Wassermelone*	270 g
1 Dutzend	Weintrauben	70 g

Frisch gepresste Säfte sind wie die entsprechende Obst sorte zu bewerten. 100 ml handelsüblicher Obstsäfte (ohne Zusätze, 100 Prozent Saft) enthalten eine KE.

1 KE =

Kuchen und Torten

1/3 Stück	Apfelkuchen (Rührteig)	
1/3 Stück	Apfelstrudel	
1/3 Stück	Apfeltorte, gedeckt	
1/3 Stück	Bienenstich	
1/2 Stück	Bisquitrolle	
1/3 Stück	Buttercremetorte	
	Butterkuchen	20 g
	Christstollen	25 g
1/3 Stück	Donauwelle	
1/3 Stück	Früchtekuchen	
1/2 Stück	Frankfurter Kranz	
1/3 Stück	Holländer-Kirsch-Schnitte	
1/3 Stück	Käse-Sahne-Torte	
1/3 Stück	Käsekuchen	
	Königskuchen	20 g
	Linzer Torte	25 g
	Marmorkuchen	20 g
	Napfkuchen (Rührteig)	20 g
	Nusstorte	25 g
1/3 Stück	Obstkuchen	
1/3 Stück	Obsttörtchen	
1/3 Stück	Rührkuchen	20 g
	Sachertorte	20 g
1/3 Stück	Sahnetorte	
	Schwarzwälder Kirschtorte	25 g

1 KE =

Gebäck

1 Stück	Aachener Printe	20 g
$^1/_4$	Amerikaner	
2 Stück	Anisplätzchen	
$^1/_3$	Berliner	
3	Butterkekse, Hartkekse	
$1^1/_2$ Stück	Dominosteine	
3	Heidesand	
$^1/_3$	Elisen-, Nürnberger Lebkuchen	
3	Müslikekse	
$2^1/_2$	Makronen	
	Nussecke	20 g
$2^1/_2$	Pfeffernüsse	
$^1/_3$	Plunderstückchen mit Marzipan	
$^1/_3$	Rosinenschnecke	
3 Stück	Russisch Brot	
$^2/_3$ Stück	Schillerlocke mit Schlagsahne	
2 Stück	Schwarz-Weiß-Gebäck	
1/2 Stück	Schweinsöhrchen	
2 Stück	Spekulatius	
2 Stück	Spritzgebäck	
$^1/_2$ Stück	Spritzkuchen	
$2^1/_2$ Stück	Vanillekipferl	
	Waffel, frisch	30 g
$^2/_3$ Stück	Windbeutel mit Sahne	
$1^1/_2$ Stück	Zimtsterne	

1 KE =

Schokolade, Schokoriegel, Pralinen

$1\frac{1}{2}$ Stück	After Eight	
1 Riegel	Alpenmilch-Schokolade, Milka	
$\frac{1}{2}$ Stück	Bounty	
1 Riegel	Duplo	
2 Stück	Ferrero Küsschen	
2 Stück	Ferrero Rocher	
1 Stück	Hanuta	
3 Stück	Katzenzungen	
$1\frac{1}{2}$ Riegel	Kinderschokolade	
1 Mini	Kitkat	
$\frac{1}{2}$ Riegel	Lila Pause	
$\frac{1}{3}$ Riegel	Lion	
$\frac{1}{4}$ Riegel	Mars	
	Marzipan	20 g
1	Milchschnitte	
2 Stück	Mon Cherie	
$\frac{1}{3}$ Riegel	Nuts	
4 Stück	Raffaello	
4 Stück	Rolo Toffee	
10 Stück	Smarties Schokolinsen	
$\frac{1}{3}$ Riegel	Snickers	
2 Ecken	Toblerone	
$\frac{1}{2}$ Riegel	Twix	
2 Stück	Toffifee	
1 Stück	Überraschungsei	

1 KE =

Bonbons, Fruchtgummi, Lakritz

2 Stück	Campino
3 Stück	Happy Cola Haribo
3 Stück	Haribo Konfekt
5 Stück	Katjes-Pfötchen
5 Streifen	Kaugummi
1 Stück	Lakritzschnecke Haribo
2 Stück	Nimm 2
3 Stück	Salzige Heringe Katjes
5 Stück	Stafetten Haribo
3 Stück	Tropenfrüchte Katjes
2 Stück	Werthers Echte
3 Stück	Yoghurt-Gum Katjes

Eis

1/2	Calippo
1	Capri
1/3	Cornetto Erdbeer, Royal
1/2	Cornetto Haselnuss, Bottermelk
2	Domino
2/3	Ed v. Schleck
1	Happen
2/3	Langnese Konfekt
1/2	Magnum Classic, Mandel, Weiß
2/3	Nogger
1/2	Nogger choc

Alkohol

Größere Mengen Alkohol stören die Arbeit der Leber. Wenn man viel Alkohol getrunken hat, kann die Leber nicht mehr so viel Zucker ins Blut abgeben wie üblich. Deshalb kann nach Alkoholkonsum eine Unterzuckerung auftreten. Das heißt nicht, dass Sie nie mehr Alkohol anrühren dürfen.

Von alkoholischen Getränken, die den Blutzucker nicht erhöhen, können Sie ein bis zwei Gläser trinken. Dies sind zum Beispiel trockene Weine und Sekte, trockener Champagner, Cognac, Aquavit, Korn, Whiskey, Calvados. Außer Dessertweinen sind alle französischen, italienischen und spanischen Weine trocken.

Zum Beispiel enthält ein roter Bordeaux-Wein nur circa drei Gramm Traubenzucker pro Liter. Durch die geringen Mengen an Traubenzucker von ein bis zwei Gläser Wein, die Sie im Laufe eines Abends trinken, ist keine Veränderung des Blutzuckers zu erwarten. Problemlos können Sie auch ein Glas (0,2 Liter) Bier im Rahmen einer Mahlzeit trinken. Für ein Glas Bier sollten Sie keine zusätzlichen Insulineinheiten spritzen. Wenn Sie viel Bier trinken, erhöht der Malzzucker im Bier den Blutzucker; später kann es aber durch den Alkohol zum Abfall des Blutzuckers kommen. Beides ist schwer abzuschätzen. Ungünstig sind alle Alkoholika, die viel Zucker enthalten, wie Liköre, süßer Sekt, süße Obstweine.

Gewicht abnehmen

Wenn Sie Gewicht abnehmen möchten, müssen Sie weniger Energie aufnehmen, als Sie verbrauchen. Die umgangssprachliche Bezeichnung Kalorie entspricht der Maßeinheit Kilokalorie (kcal). Der Energiegehalt eines Nahrungsmittels wird in Kilokalorien oder Kilojoule angegeben. Eine Kilokalorie entspricht 4,2 Kilojoule. Nährstoffe enthalten unterschiedliche Mengen an Energie:

Ein Gramm Wasser hat keine Kilokalorien.

Ein Gramm Kohlenhydrate oder ein Gramm Eiweiß liefern jeweils vier Kilokalorien.

Ein Gramm Alkohol liefert sieben Kilokalorien.

Ein Gramm Fett liefert neun Kilokalorien.

Am meisten lohnt es sich, Nahrungsmittel einzusparen, die viele Kilokalorien enthalten. Verzichten Sie deshalb bei Übergewicht möglichst oft auf fettreiche Speisen und Alkohol. Auch wenn Sie weniger sogenannte „Sättigungsbeilagen" wie Reis, Nudeln Kartoffeln und Brot essen, können Sie viele Kalorien sparen.

Ein Gramm … enthält … Kilokalorien

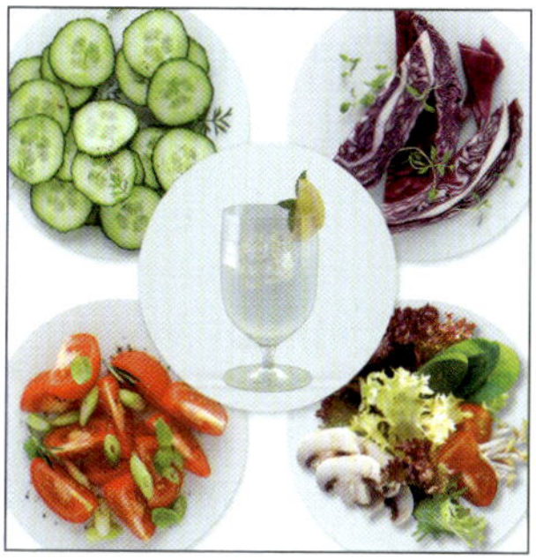

Wasser 0

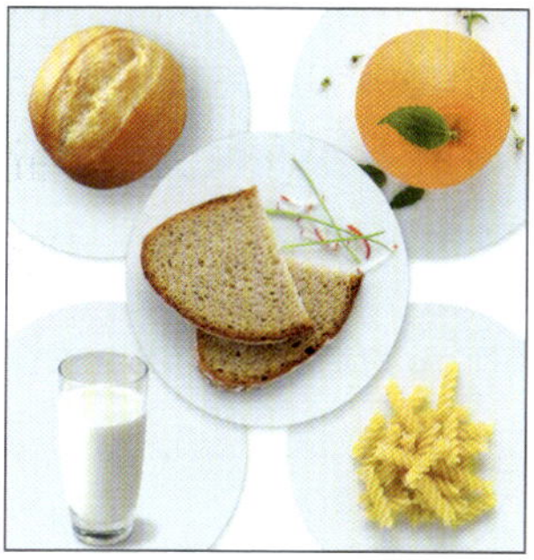

Kohlenhydrate 4

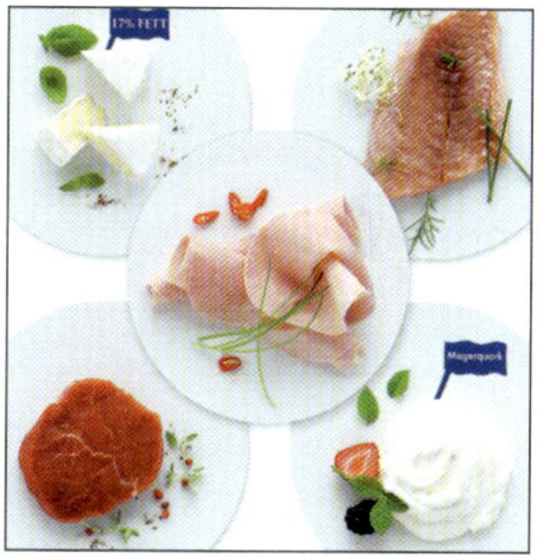

Eiweiß 4

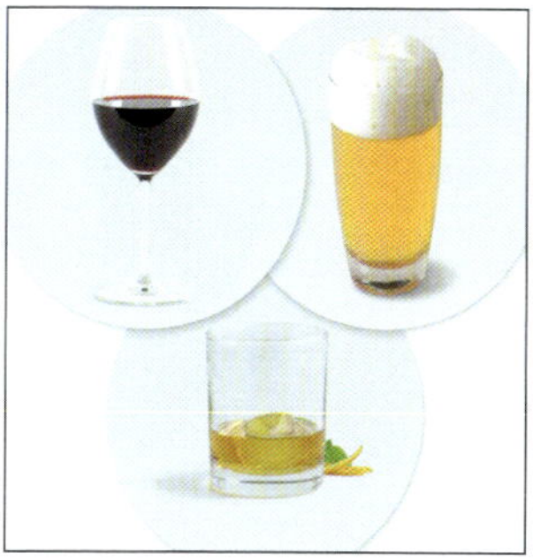

Alkohol 7

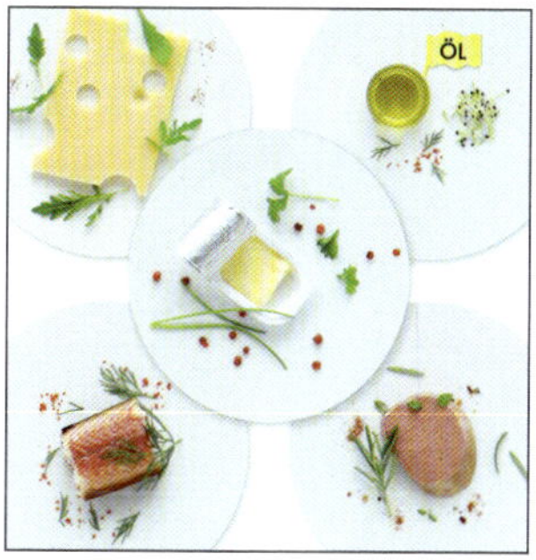

Fett 9

Gewicht abnehmen

Rechts sehen Sie viele verschiedene Nahrungsmittel mit jeweils 100 Kilokalorien. Aber Vorsicht: Die Menge Nahrungsmittel, die 100 Kilokalorien enthält, entspricht nicht der bei Insulinbehandlung notwendigen Berechnung in KE. Das sehen Sie rechts zum Beispiel bei den Erdbeeren. 100 Kilokalorien Erdbeeren entsprechen zwei KE.

Achten Sie beim nächsten Einkauf von Fertiggerichten auf die Zutatenliste. Wenn Zucker oder Fett als erste genannt sind, bedeutet dies, dass sie als mengenmäßig größter Bestandteil vorkommen.

Wenn Sie deutlich an Gewicht abnehmen möchten, sollten Sie dies mit Ihrer Diabetes-Ärztin bzw. Ihrem Diabetes-Arzt besprechen. Angestrebt wird zumeist ein Gewichtsverlust von einem halben Kilogramm pro Woche.

Ihre Ärztin bzw. Ihr Arzt sollte mit Ihnen zusammen festlegen, wie viele Kilokalorien Sie pro Tag essen sollten.

Wenn Sie erheblich an Gewicht abnehmen, ist es sehr wahrscheinlich, dass Sie weniger Insulin spritzen müssen.

100 Kalorien = …

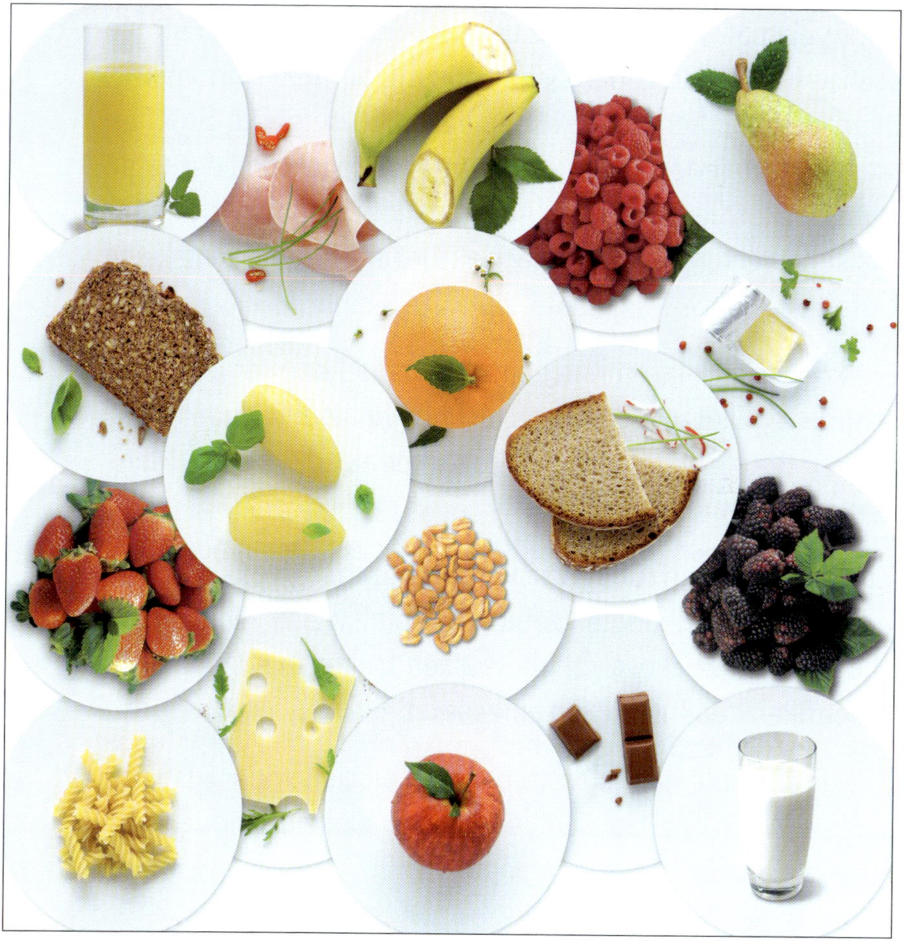

Die dargestellten Nahrungsmittelmengen enthalten jeweils 100 Kilokalorien.

Zucker-Ersatz

Süßstoffe:
Wenn Sie etwas süßen möchten, können Sie Süßstoff verwenden. Er hat keinen Nährwert, enthält weder Kohlenhydrate, noch liefert er Kalorien. Zu Süßstoffen zählen Saccharin, Cyclamat, Aspartam, Acesulfam und Stevia. Süßstoffe stehen im Verdacht, u.a. sich ungünstig auf das Darmmikrobiom auszuwirken und krebserregend zu sein. Die Studienlage ist dazu jedoch nicht eindeutig. Bei Beachtung der täglichen Höchstmengen (siehe Angaben des Bundesinstituts für Risikobewertung) besteht nach aktueller Einschätzung keine Gefahr.

Sie können z.B. Ihren Kaffee mit Haushaltszucker süßen, er erhöht den Blutzuckerspiegel nicht mehr als z.B. Nudeln. Vergessen Sie nicht, den Haushaltszucker auf die KE der Mahlzeit anzurechnen.

Zuckeralkohole (früher: Zuckeraustauschstoffe):
Zu den Zuckeralkoholen zählen beispielsweise Xylit, Sorbit und Isomalt. Zuckeralkohole wurden früher in sogenannten Diabetiker-Lebensmitteln eingesetzt.

Zuckeralkohole haben fast so viele Kalorien wie Haushaltszucker. Wenn Sie Gewicht abnehmen wollen, sind Zuckeralkohole für Sie daher sehr ungünstig.

Zucker-Ersatz

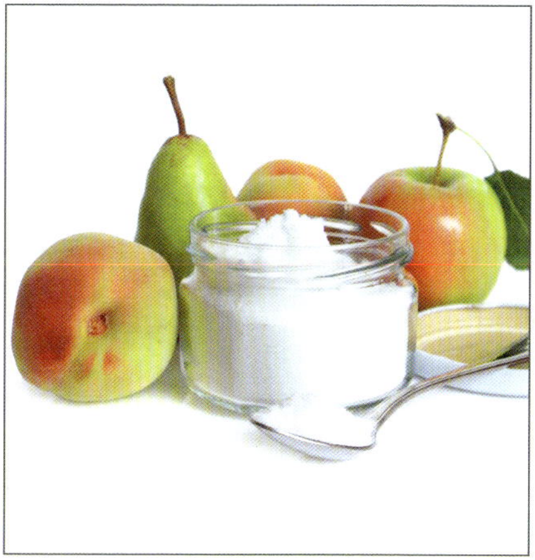

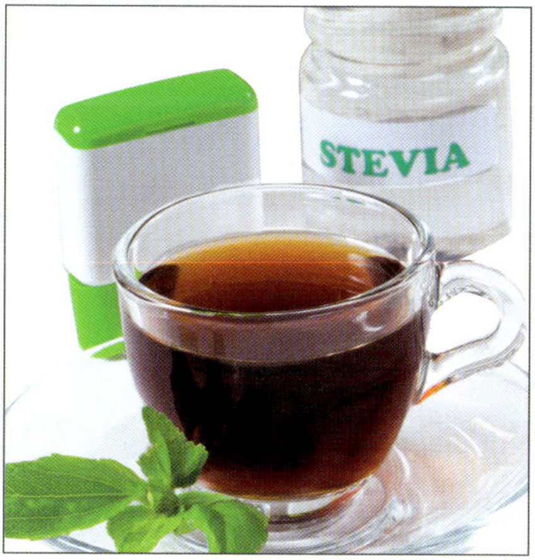

Zucker-austauschstoffe

- Fruchtzucker
- Sorbit
- Isomalt

Süßstoffe

- Acesulfam-K
- Aspartam
- Cyclamat
- Saccharin
- Stevia

Insulinanpassung

In diesem Beispiel sehen Sie, dass die gemessenen Blutzuckerwerte stets in einem annehmbaren Bereich liegen. Nur der letzte gemessene Blutzuckerwert am 3. Juni vor dem Mittagessen ist erhöht. Was könnte die Ursache hierfür sein? Haben Sie (aus Versehen) doch mehr zum Frühstück gegessen als 4 KE? Treiben Sie nach dem Frühstück üblicherweise Sport und haben dies am 3. Juni nicht getan? Oder haben Sie zu wenig kurzwirkendes Insulin gespritzt?

Datum	Uhrzeit	7:30	13:00	18:30	23:00	Bemerkungen
1. Juni	KE	6	3	4		
	BZ mg/dl	120	100	110		
	BZ mmol/l	6,7	5,6	6,1		
	Kurzwirkendes Insulin	6	3	4		
	Langwirkendes Insulin				10	

Datum	Uhrzeit	7:30	12:30	18:00	22:30	Bemerkungen
2. Juni	KE	3	4	6		
	BZ mg/dl	100	120	110		
	BZ mmol/l	5,6	6,7	6,1		
	Kurzwirkendes Insulin	3	4	6		
	Langwirkendes Insulin				10	

Datum	Uhrzeit	7:00	13:00			Bemerkungen
3. Juni	KE	4				
	BZ mg/dl	110	210			
	BZ mmol/l	6,1	11,7			
	Kurzwirkendes Insulin	4				
	Langwirkendes Insulin					

Bei genauem Nachdenken können Sie sich erinnern, dass Sie aus Versehen doch mehr als 4 KE zum Frühstück gegessen haben. Was sollten Sie nun tun?

Blutzucker-Korrektur

Bei einem einmalig erhöhten Blutzuckerwert (sonst sind die Werte immer gut) können Sie eine Blutzucker-Korrektur durchführen. Für den erhöhten Wert von 210 mg/dl bzw. 11,7 mmol/l vor dem Mittagessen sollten Sie zusätzlich zur Insulinmenge für die KE des Essens 2 Einheiten kurzwirkendes Insulin zur Korrektur des erhöhten Blutzuckers spritzen.

Datum	Uhrzeit	7:30	13:00	18:30	23:00	Bemerkungen
	KE	6	3	4		
1. Juni	BZ mg/dl	120	100	110		
	BZ mmol/l	6,7	5,6	6,1		
	Kurzwirkendes Insulin	6	3	4		
	Langwirkendes Insulin				10	

Datum	Uhrzeit	7:30	12:30	18:00	22:30	Bemerkungen
	KE	3	4	6		
2. Juni	BZ mg/dl	100	120	110		
	BZ mmol/l	5,6	6,7	6,1		
	Kurzwirkendes Insulin	3	4	6		
	Langwirkendes Insulin				10	

Datum	Uhrzeit	7:00	13:00	19:00	23:00	Bemerkungen
	KE	4	4	5		
3. Juni	BZ mg/dl	110	210	110		
	BZ mmol/l	6,1	11,7	6,1		
	Kurzwirkendes Insulin	4	4+2	5		
	Langwirkendes Insulin				10	

Sie sehen, dass durch diese Korrektur der Blutzucker vor dem Abendessen wieder im normalen Bereich liegt.

Insulinanpassung

Bisher haben Sie pro KE eine Einheit Insulin gespritzt. Es kann aber vorkommen, dass Änderungen dieser Faustregel nötig sind. Hier ist ein Beispiel: Vor dem Mittagessen messen Sie stets hohe Blutzuckerwerte.

Datum	Uhrzeit	7:00	12:00	18:00	22:30	Bemerkungen
1. April	KE	3	4	4		
	BZ mg/dl	120	210	140		
	BZ mmol/l	6,7	11,7	7,8		
	Kurzwirkendes Insulin	3	4+3	4		
	Langwirkendes Insulin				10	

Datum	Uhrzeit	7:30	13:00	19:00	22:00	Bemerkungen
2. April	KE	3	6	3		
	BZ mg/dl	110	200	130		
	BZ mmol/l	6,1	11,1	7,2		
	Kurzwirkendes Insulin	3	6+2	3		
	Langwirkendes Insulin				10	

Datum	Uhrzeit	7:00	12:30	18:30	23:00	Bemerkungen
3. April	KE	3	5	5		
	BZ mg/dl	120	210	140		
	BZ mmol/l	6,7	11,7	7,8		
	Kurzwirkendes Insulin	3	5+3	5		
	Langwirkendes Insulin					

Was könnten die Ursachen (Gründe) hierfür sein? Haben Sie sich in den KE verschätzt? Treiben Sie nach dem Frühstück üblicherweise Sport und haben dies drei Tage nicht getan? Oder haben Sie vor dem Frühstück (aus Versehen) drei Tage zu wenig kurzwirkendes Insulin gespritzt?

Mehr Insulin

Falls die oben genannten Gründe die Ursache für die hohen Werte mittags waren, ändern Sie nicht die Regel: 1 KE = 1 E kurzwirkendes Insulin. Falls Sie obige Gründe ausschließen, müssen Sie mehr Insulin pro KE zum Frühstück spritzen. Versuchen Sie es mit 2 E pro KE, wie am 4. April gezeigt.

Datum	Uhrzeit	7:30	13:00	19:00	22:00	Bemerkungen
2. April	KE	3	6	3		
	BZ mg/dl	110	200	130	120	
	BZ mmol/l	6,1	11,1	7,2	6,7	
	Kurzwirkendes Insulin	3	6+2	3		
	Langwirkendes Insulin				10	

Datum	Uhrzeit	7:00	12:30	18:30	23:00	Bemerkungen
3. April	KE	3	5	5		
	BZ mg/dl	120	210	140	130	
	BZ mmol/l	6,7	11,7	7,8	7,2	
	Kurzwirkendes Insulin	3	5+3	5		
	Langwirkendes Insulin				10	

Datum	Uhrzeit	7:30	13:00	18:30	23:00	Bemerkungen
4. April	KE	3	6	4		
	BZ mg/dl	100	110	130	120	
	BZ mmol/l	5,6	6,1	7,2	6,7	
	Kurzwirkendes Insulin	6	6	4		
	Langwirkendes Insulin				10	

Dies ist aber nur ein Beispiel. Besprechen Sie bitte mit Ihrer Ärztin bzw. Ihrem Arzt, welche Regeln für Sie gelten.

Insulinanpassung

Ausgehend von normalen Blutzuckerwerten vor dem Essen spritzen Sie pro KE eine Einheit kurzwirkendes Insulin. Wenn der Blutzucker vor dem Essen bereits erhöht ist, wird zusätzlich Insulin nötig. Als Regel gilt, dass eine Einheit Insulin den Blutzuckerspiegel um rund 30 mg/dl (entsprechend 1,7 mmol/l) senkt.

Aber Vorsicht: Bei niedrigem Blutzucker wirkt Insulin stärker als bei hohem. Je mehr kurzwirkendes Insulin Sie spritzen, desto länger wirkt es. Für sehr große Mengen an Kohlenhydraten sehr viel kurzwirkendes Insulin zu spritzen, kann eine Unterzuckerung verursachen. Dies lässt sich vermeiden, wenn Sie nur übliche Mengen an KE essen.

Der Blutzucker entgleist

Wenn die Blutzuckerwerte sehr hoch ansteigen, kommt es zunächst zu deutlichen Zeichen einer Stoffwechselentgleisung wie Abgeschlagenheit, Müdigkeit und einer vermehrten Urinausscheidung. Steigt der Blutzucker weiter, kann es zu einer Trübung des Bewusstseins und völliger Bewusstlosigkeit (diabetisches Koma) kommen.

Wenn Sie regelmäßig selbst Ihren Glukosewert kontrollieren, bemerken Sie eine schwere Entgleisung des Stoffwechsels früh genug, um Ihre Ärztin bzw. Ihren Arzt um Rat zu fragen. Bei sehr hohen Blutzuckerwerten (oder Urinzuckerwerten) wird man Ihnen zusätzliche Einheiten Insulin verordnen und Ihnen raten, viel Wasser zu trinken. Dies ist wichtig, weil Sie über die vermehrte Ausscheidung von Urin Wasser verlieren.

Zu einer schweren Entgleisung des Stoffwechsels kann es zum Beispiel kommen, wenn Sie wegen einer schweren fiebrigen Erkrankung Bettruhe benötigen. Dann reicht das übliche Insulin nicht mehr aus, weil Sie bei Fieber mehr Insulin brauchen und Sie sich weniger bewegen als sonst.

Wenn Sie krank sind, ist die regelmäßige Selbstmessung des Blutzuckers für Sie besonders wichtig.

Körperliche Bewegung

Wenn ein Mensch ohne Diabetes sich wesentlich mehr bewegt als sonst, verbrennen die Muskeln viel mehr Glukose.

In der **Leber** wird Glukose in Form von Glykogen gespeichert. Rechts im Bild ist in der **Leber** der Glykogenvorrat als weißer Stapel von Zuckerstücken zu sehen. Bei körperlicher Bewegung kann dieser Vorrat an das Blut abgegeben werden.

Bei Bewegung wird weniger **Insulin** von der **Bauchspeicheldrüse** abgegeben. Weniger Insulin erlaubt der **Leber**, mehr Glukose an das **Blut** abzugeben.

Bei Bewegung kann die Aufnahme von Glukose in die **Muskelzellen** auch ohne zusätzliches Insulin erheblich gesteigert werden (dargestellt durch die zwei geöffneten Zellen ohne Schlüssel).

Das gespritzte Insulin wird bei Bewegung nicht automatisch vermindert: Es ist zu viel Insulin im Blut, der Blutzucker sinkt dadurch ab, und Sie können eine Unterzuckerung bekommen.

Lassen Sie sich deswegen aber die Freude am Sport oder an anderer körperlicher Bewegung nicht verderben. Mit Ihrer modernen Insulinbehandlung und den nötigen vorbeugenden Maßnahmen können Sie genauso aktiv sein wie Menschen ohne Diabetes.

Körperliche Bewegung

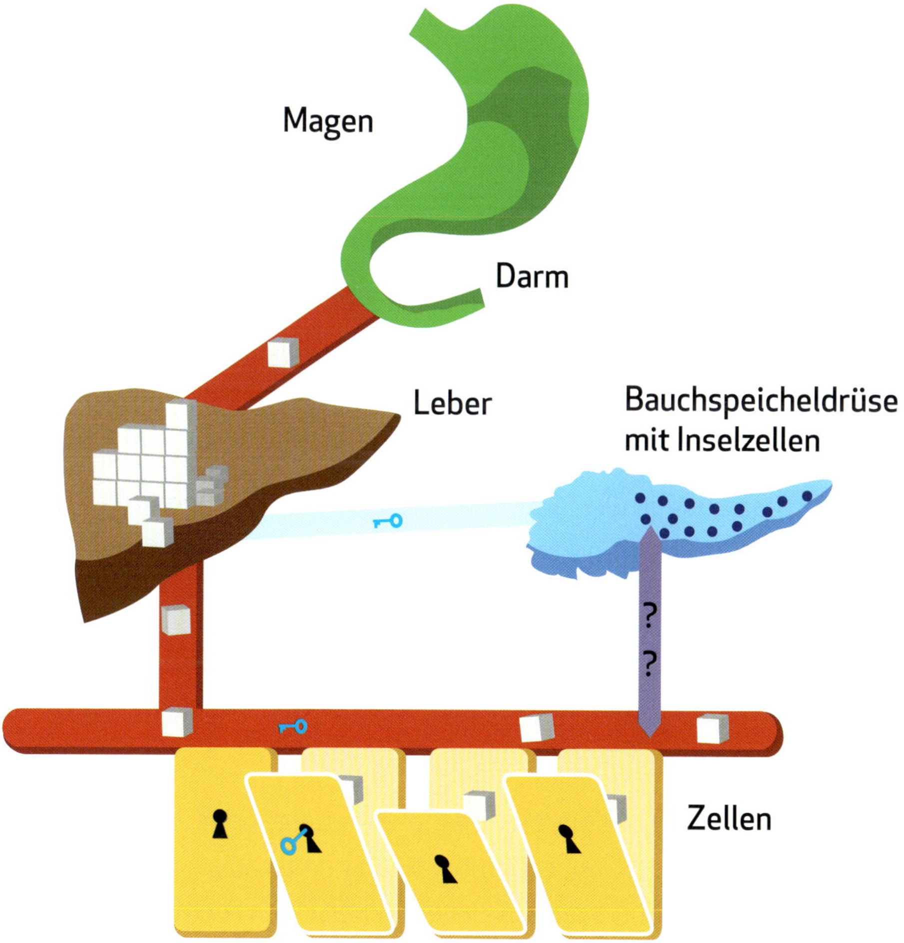

Körperliche Bewegung

Wenn Sie nur vor dem Schlafengehen langwirkendes Insulin spritzen, ist es unwahrscheinlich, dass Sie dadurch tagsüber bei mehr Bewegung eine Unterzuckerung bekommen.

Anders ist das, wenn Sie tagsüber Insulin spritzen. Je nach Dauer der geplanten außergewöhnlichen Bewegung sind dann unterschiedliche Maßnahmen zur Vorbeugung einer Unterzuckerung nötig:

1. Vor kurz dauernder außergewöhnlicher Bewegung sollten Sie deshalb vorbeugend zusätzliche Kohlenhydrate essen (meist reichen zwei KE aus).

   Wenn erhebliche Bewegung unmittelbar nach einer Mahlzeit erfolgen soll, sollten Sie versuchen, ohne kurzwirkendes Insulin für diese Mahlzeit allein durch die Bewegung den Blutzucker normal zu halten.

2. Bei länger dauernder außergewöhnlicher Bewegung sollten Sie deutlich weniger Insulin spritzen, um Unterzuckerungen zu vermeiden.

   Bei einer Tageswanderung sollten Sie höchstens die Hälfte der Insulineinheiten pro KE vor den Mahlzeiten spritzen.

   Messen Sie insbesondere bei länger dauernder Bewegung Ihren Blutzucker, und führen Sie immer ausreichend Traubenzucker mit sich, um Unterzuckerungen rechtzeitig erkennen und behandeln zu können.

Körperliche Bewegung

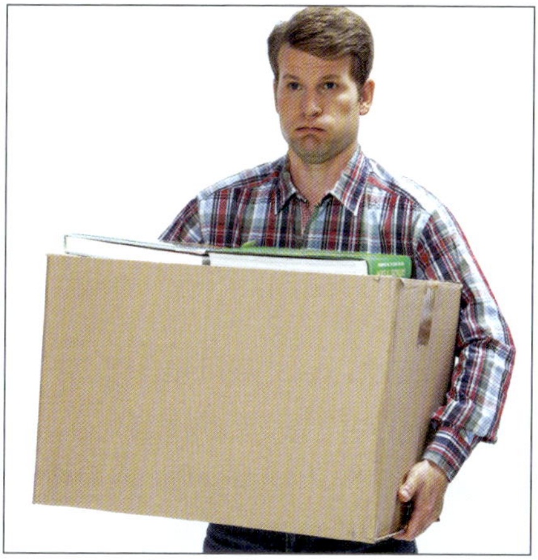

kurz dauernd:
vorher 2 KE essen

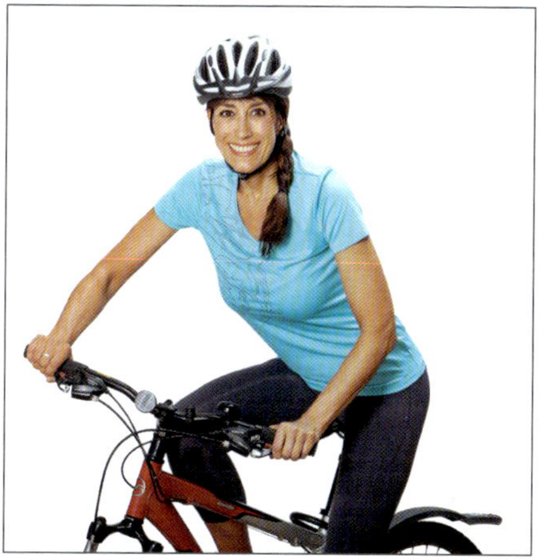

lang dauernd:
nur circa 50% Insulin spritzen

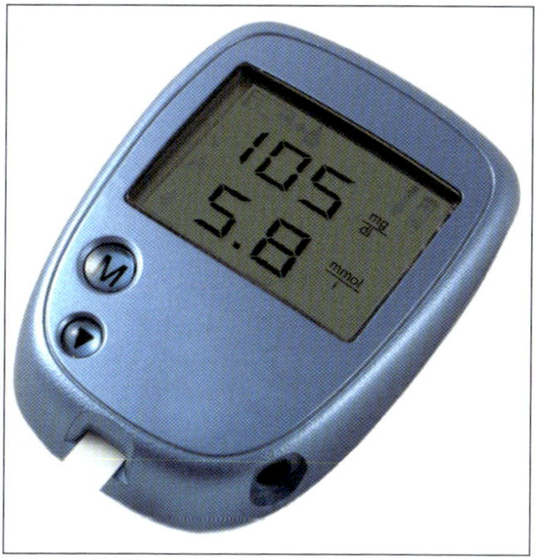

Blutzucker messen

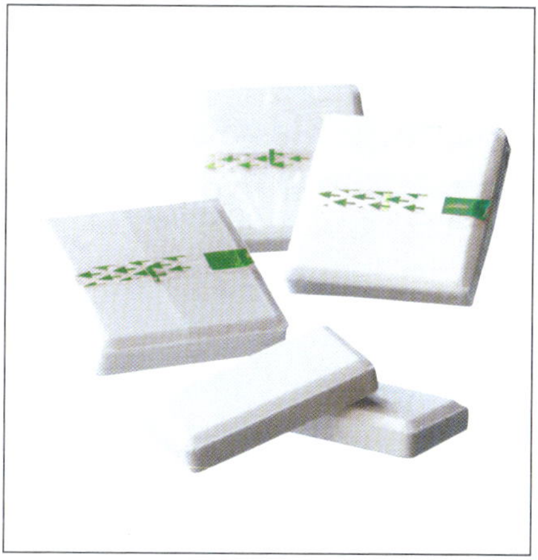

Traubenzucker mitführen

Folgeschäden durch den Diabetes

Wenn die Blutzuckerwerte über Jahre erhöht sind, kann dies zu Folgeschäden vor allem an den kleinen Blutgefäßen und den Nerven führen.

Die Folgeschäden bestehen in einer Durchblutungsstörung der kleinsten Gefäße (diabetische Mikroangiopathie). Das Ausmaß der Schädigung dieser Blutgefäße kann die Ärztin oder der Arzt beurteilen, indem er sich den Augenhintergrund mit dem Augenspiegel ansieht.

Eine Schädigung der Augen durch den Diabetes nennt man diabetische Retinopathie.

Die Nieren können durch über eine lange Zeit erhöhte Blutzuckerwerte ebenfalls geschädigt werden. Der Fachbegriff für eine solche Schädigung heißt diabetische Nephropathie. Im Verlauf dieser Nierenschädigung kann ein hoher Blutdruck auftreten.

Auch die Nerven können durch zu hohe Blutzuckerwerte geschädigt werden. Das Schmerz- und Temperaturempfinden an den Füßen lässt nach. Eine Schädigung der Nerven durch den Diabetes wird diabetische Neuropathie genannt.

Tritt der Diabetes im hohen Alter auf, so ist die Entwicklung von Folgeschäden auch bei moderater Einstellung unwahrscheinlich – entscheiden Sie mit Ihrer Ärztin bzw. Ihrem Arzt, wie weit der Blutzucker bei Ihnen gesenkt werden sollte.

Gefahren bei Diabetes

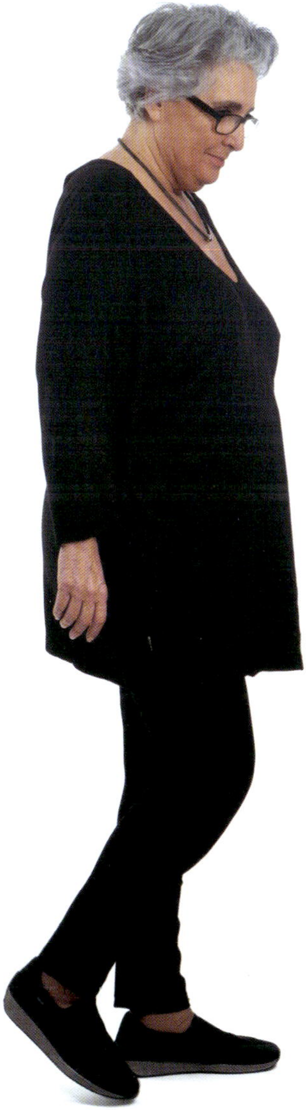

- Gehirn
- Augen
- Herz
- Nieren
- Füße

Retinopathie = Netzhautschädigung

Besonders schwerwiegend wirken sich die diabetesbedingten Folgeschäden am Auge aus. Wenn der Blutzucker über viele Jahre erhöht war, können Durchblutungsstörungen und Blutungen in der Netzhaut auftreten.

Beginnende diabetesbedingte Folgeschäden an der Netzhaut verursachen noch keine Beschwerden. Durch fortgeschrittene Veränderungen bei erhöhten Blutzuckerwerten können aber Sehstörungen und im schlimmsten Fall eine Erblindung verursacht werden.

Wenn bei Ihnen keine Veränderungen des Augenhintergrundes bestehen und die Diabetes- und Blutdruckeinstellung gut sind, sollten Sie alle zwei Jahre bei Ihrer Augenärztin bzw. Ihrem Augenarzt die Netzhaut untersuchen lassen. Ansonsten wird Ihre Ärztin bzw. Ihr Arzt zu häufigeren Kontrollen raten, denn eine rechtzeitige Laser-Behandlung kann manche Augenschäden erfolgreich aufhalten.

In Deutschland tritt heute bei ca. 10% der Menschen mit Typ 2 Diabetes eine Retinopathie auf, Erblindungen durch Retinopathie sind durch bessere Behandlung sehr selten geworden.

Bei Menschen mit Diabetes kommt es häufiger zu einer Trübung der Augenlinse (grauer Star). Erstes Zeichen ist oft ein Schimmer über allem, was man sieht. Häufiger Grund für Kopfschmerzen und Sehstörungen in höherem Lebensalter ist das Glaukom (grüner Star, hoher Augeninnendruck). Fragen Sie Ihre Augenärztin bzw. Ihren Augenarzt danach.

Neuropathie = Nervenschädigung

Auch die Nerven können als Folge des Diabetes geschädigt werden. Das Schmerz- und Temperaturempfinden an den Füßen lässt nach. Die Füße von Menschen, die an einer diabetesbedingten Nervenschädigung leiden, sind in zweifacher Hinsicht gefährdet:

Wenn eine Neuropathie besteht:

Druckstellen im Schuh oder Fußverletzungen werden nicht rechtzeitig gespürt;

bereits eingetretene Verletzungen heilen schlecht.

Ihre Hausärztin bzw. Ihr Hausarzt kann mit verschiedenen Untersuchungen feststellen, ob bei Ihnen eine diabetesbedingte Nervenschädigung besteht: Mit einer speziellen medizinischen Stimmgabel wird das Vibrationsempfinden am Fuß überprüft. Mit Hilfe eines Nylonfadens (Monofilament) erfolgt eine Untersuchung des Berührungssinns und mit einem Metall-Kunststoff-Stift wird das Temperaturempfinden überprüft.

Falls Sie bereits eine Nervenschädigung durch den Diabetes an den Füßen haben, gelten für Sie die auf den nächsten Seiten folgenden Regeln für die Fußpflege.

Bei Nervenschädigung

Verwenden Sie zum Kürzen der Fußnägel Nagelfeilen. Starke Verhornung der Haut sollten Sie mit den rechts abgebildeten Hornhautfeilen beseitigen. Auch ein Bimsstein eignet sich hierzu. Um Verletzungen rechtzeitig zu bemerken, sollten Sie (oder Ihre Angehörigen) täglich Ihre Füße anschauen. Die Fußsohle können Sie, wie rechts dargestellt, mit einem Spiegel ansehen.

Waschen Sie Ihre Füße täglich, aber prüfen Sie die Badewassertemperatur mit einem Thermometer. Nach dem Waschen sollten Sie die Füße gründlich abtrocknen, auch zwischen den Zehen.

Wenn Sie unter spröder, trockener Haut leiden, können Sie anschließend entweder eine harnstoffhaltige Creme oder eine Fettcreme verwenden. Wegen der Gefahr von Fußpilz sollten Sie nicht zwischen den Zehen cremen. Falls Sie unter kalten Füßen leiden, können Sie Bettsocken tragen oder Fußgymnastik durchführen (weiter hinten im Buch finden Sie Beispiele für eine Fußgymnastik).

Die beiden unteren Bilder rechts zeigen Spezialschuhe für Menschen mit ausgeprägter diabetischer Nervenstörung. Diese Schuhe werden mit sehr weicher Innensohle gefertigt und haben innen keine Nähte, die drücken könnten.

Bei Nervenstörungen: bitte so!

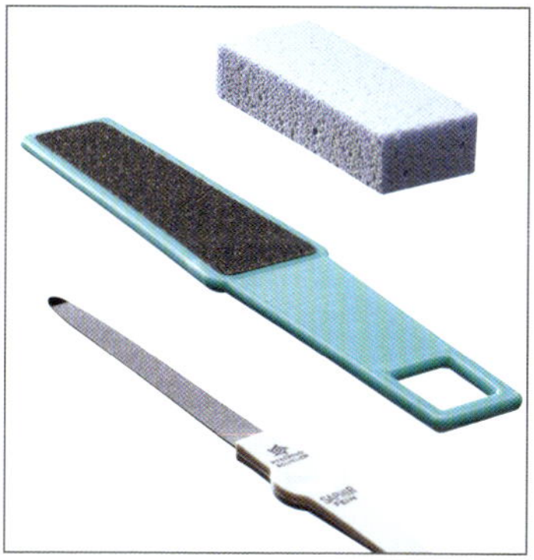

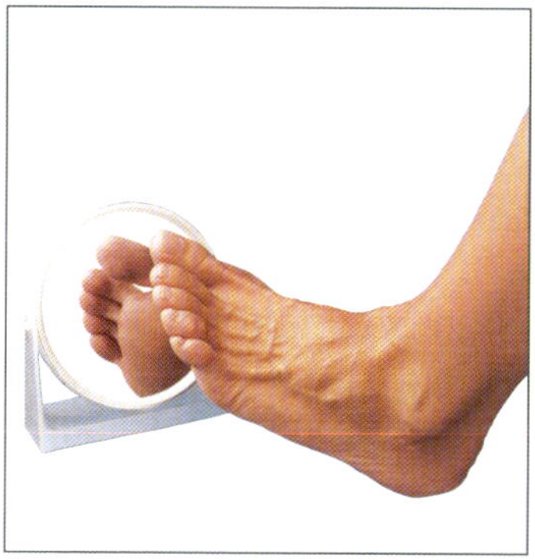

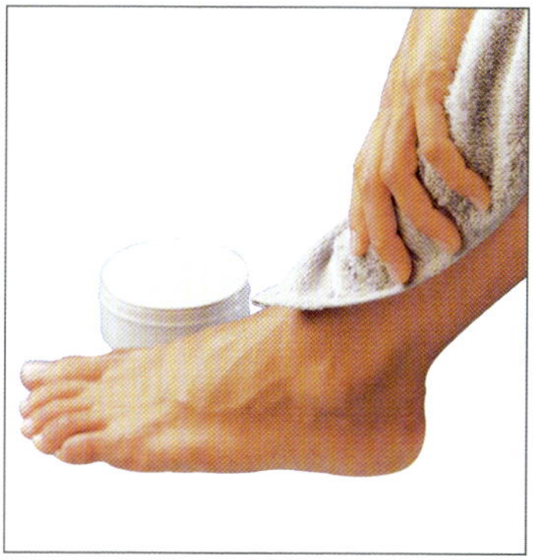

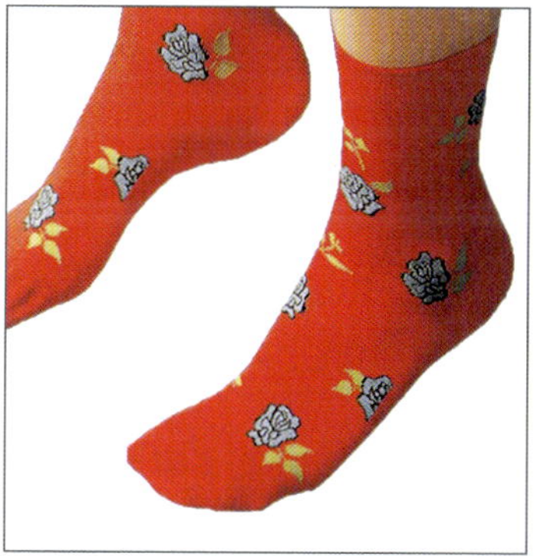

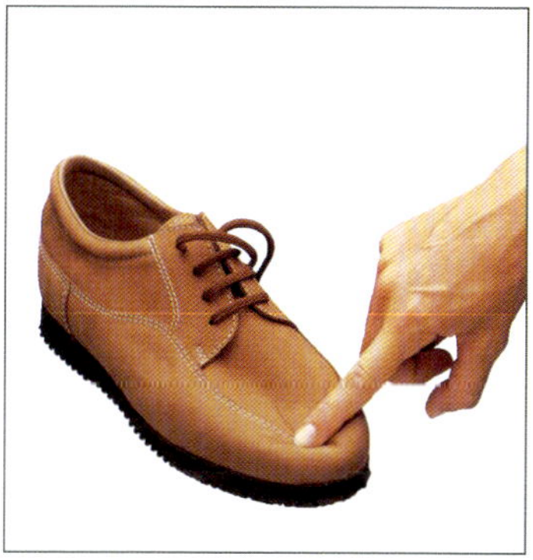

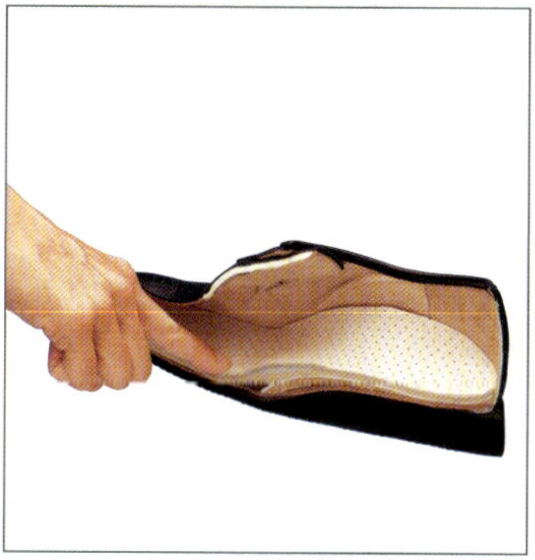

Vorsicht bei Nervenschädigung

Bei bestehender Nervenschädigung durch den Diabetes sollten Sie keine Scheren, Hornhauthobel oder andere schneidende Werkzeuge benutzen, um Ihre Fußnägel zu kürzen oder übermäßige Verhornung der Haut zu entfernen.

Laufen Sie nicht barfuß, denn Sie bemerken nicht, wenn Sie sich durch scharfe Gegenstände, die auf dem Boden liegen, verletzen.

Steigen Sie nicht mit den Füßen voran in das Badewasser, ohne es zuvor auf die Temperatur geprüft zu haben, denn Sie spüren zu große Hitze oder Kälte nicht.

Wenn Sie unter kalten Füßen leiden, sollten Sie keine Wärmflaschen, Heizkissen oder Heizdecken benutzen. Weil die Empfindung für Hitze an den Füßen herabgesetzt ist, spüren Sie eine Verbrennung nicht rechtzeitig.

Auf den beiden unteren Bildern sind sehr enge Schuhe mit sehr hartem Oberleder abgebildet:

Hierdurch können Druckstellen am Fuß entstehen, die später zu einem Geschwür (Ulcus) führen können.

Bevor Sie Schuhe anziehen, sollten Sie diese innen auf Fremdkörper, vorstehende Nähte, störende Falten oder Unebenheiten überprüfen.

Vorsicht bei Nervenstörungen

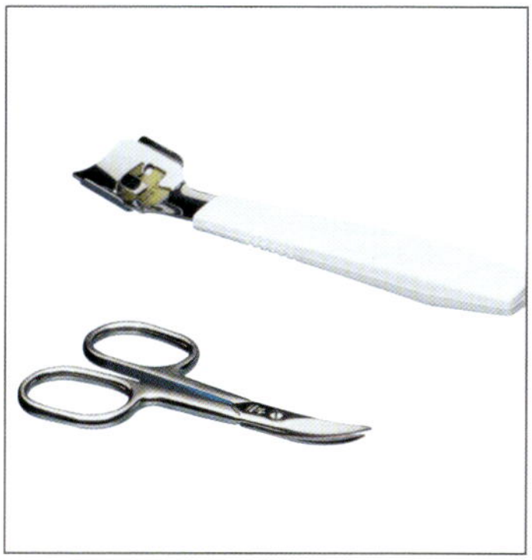

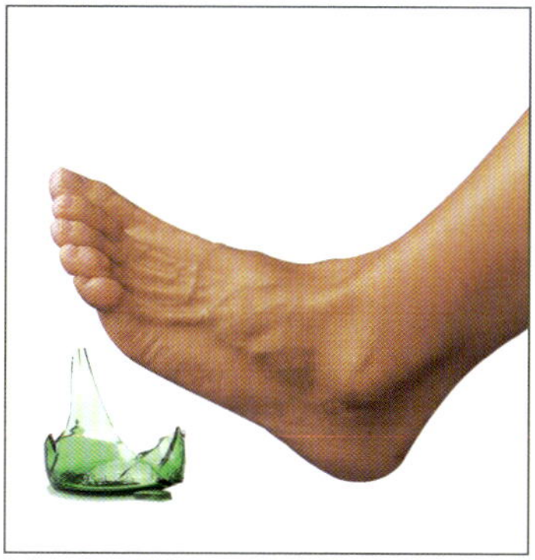

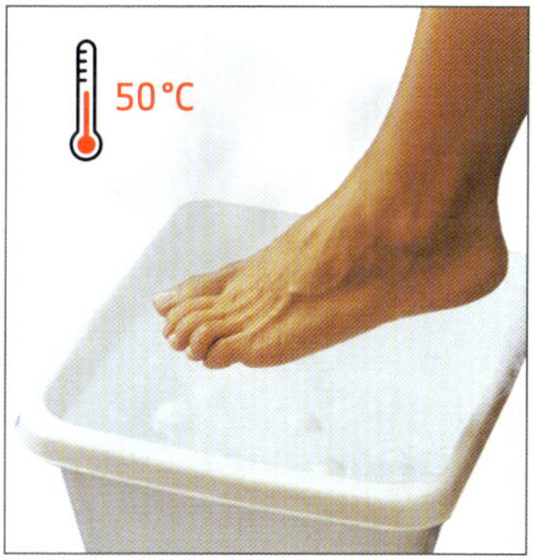

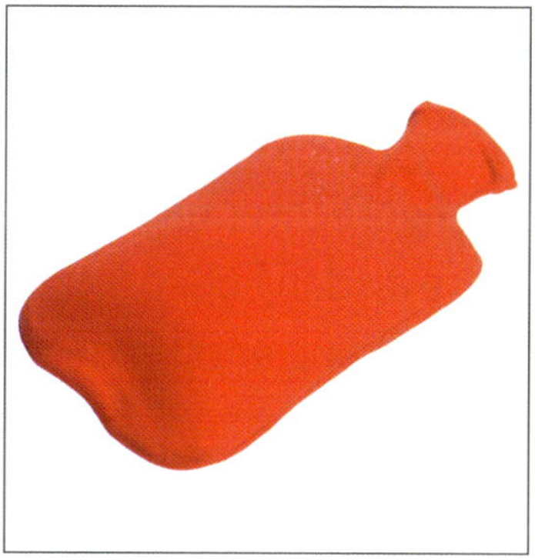

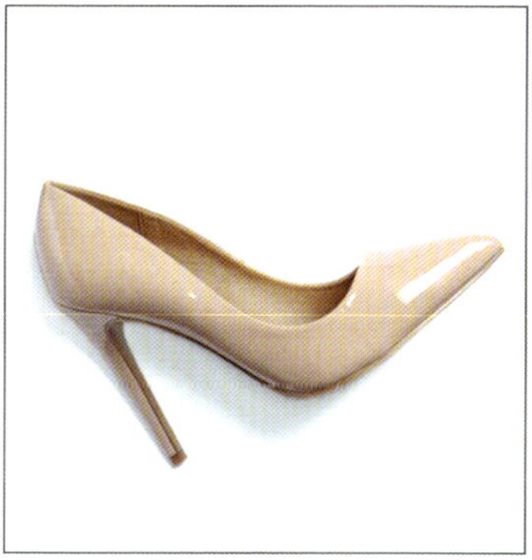

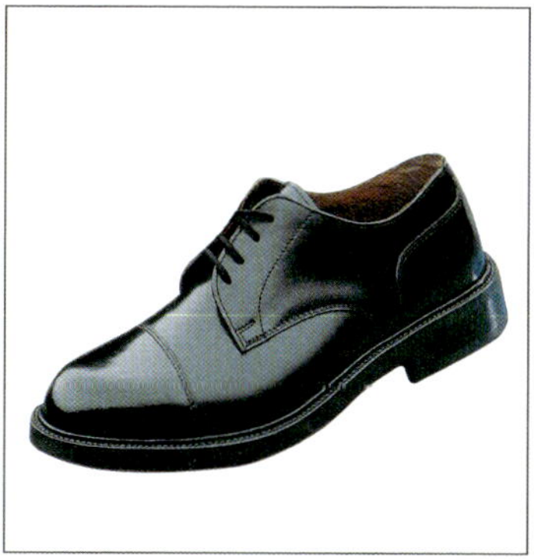

Bei Fußverletzungen

Zögern Sie nie, selbst wegen kleiner Verletzungen an den Füßen Ihre Ärztin bzw. Ihren Arzt aufzusuchen. Bei Nervenschädigung durch den Diabetes können auch kleine Verletzungen an den Füßen ernste Folgen haben.

Deshalb sollten Sie nicht abwarten, dass Wunden an den Füßen von allein heilen, denn jeder Tag zu spät kann gefährlich sein.

Falls eine Wunde am Fuß schlecht heilt, muss dieser Fuß völlig entlastet werden.

Dazu ist nicht unbedingt Bettruhe nötig. Diabetes-Spezialistinnen und -Spezialisten können Teilfuß-Entlastungsschuhe anpassen, die den Bereich des Geschwürs am Fuß von jeder Belastung freihalten.

Bei fachgerechter und rechtzeitiger Behandlung können Geschwüre an den Füßen, die durch eine diabetesbedingte Nervenschädigung entstanden sind, sehr gut behandelt werden.

Amputationen bei Menschen mit Diabetes sind heute sehr selten geworden. In Nordrhein-Westfalen bestand 2021 bei 0,6% von fast einer Million Menschen mit Diabetes eine Amputation. Durch rechtzeitige gute Behandlung ist dies vermeidbar.

Bei Fußverletzungen

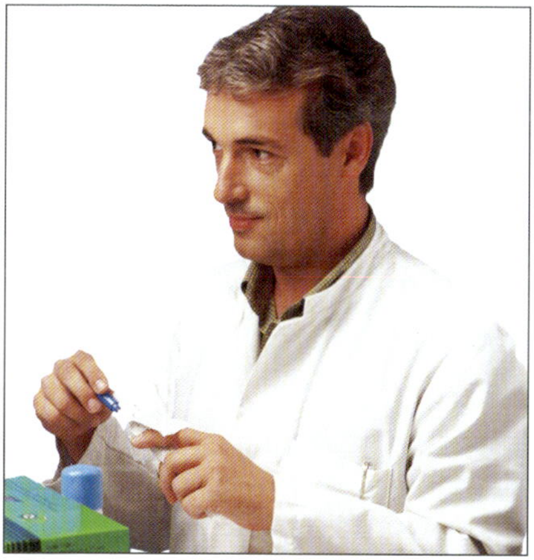

Ärztin oder Arzt konsultieren

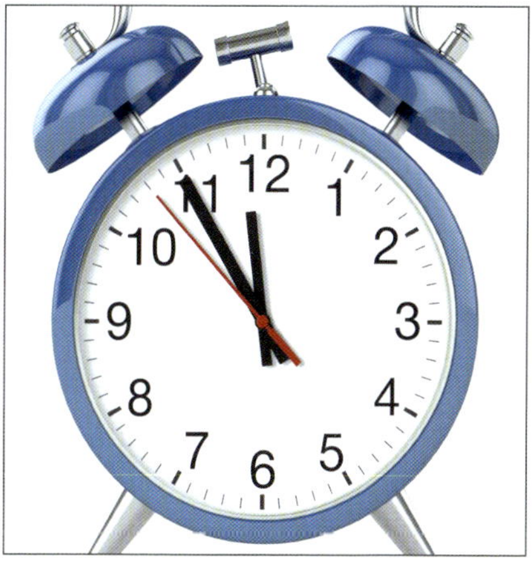

Frühzeitig reagieren

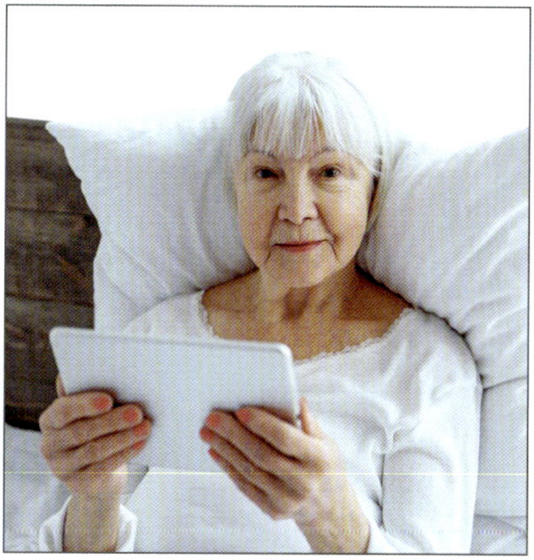

Entlastung

Fußgymnastik

Ausgangsstellung:
Sie sitzen aufrecht auf einem Stuhl (den Rücken nicht anlehnen).

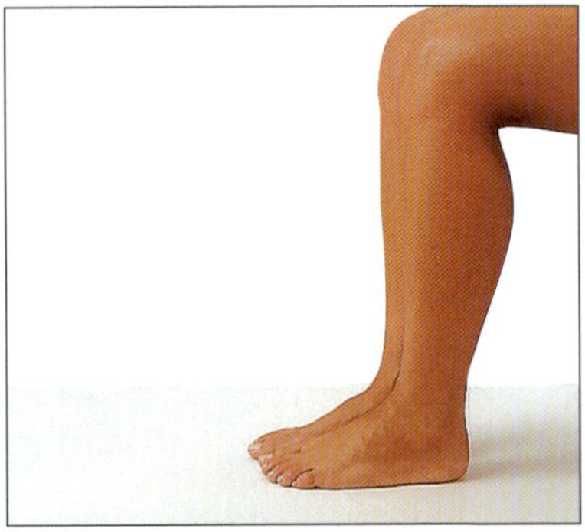

Übung 1 (10-mal)

1. Die Zehen beider Füße auf dem Boden krallen und
2. wieder strecken.

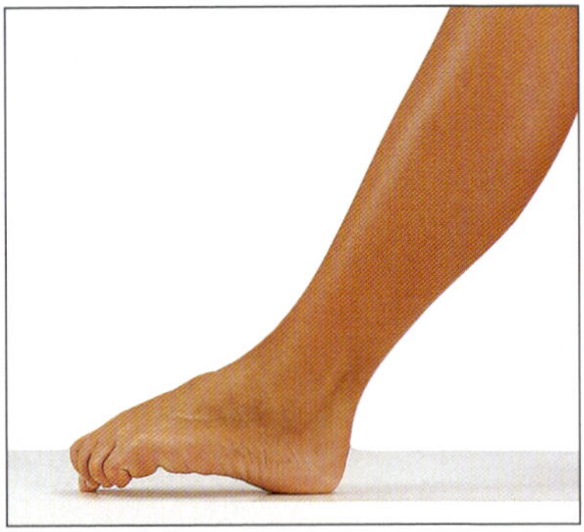

Übung 2 (10-mal)

1. Vorfüße anheben, Fersen bleiben auf dem Boden.
2. Vorfüße aufsetzen, Fersen anheben und wieder absetzen.

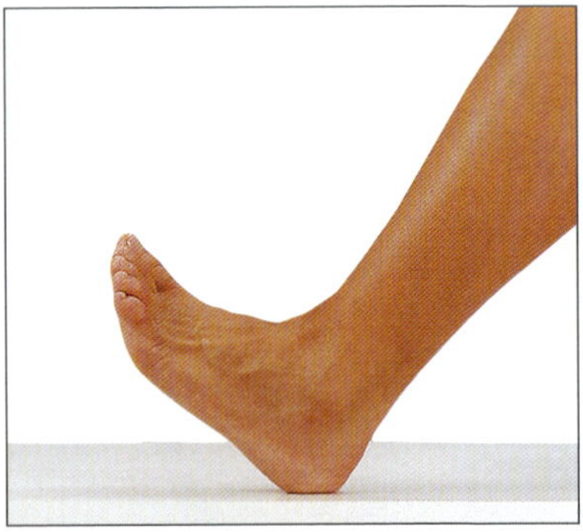

Übung 3 (10-mal)

1. Vorfüße anheben.
2. Füße im Sprunggelenk nach außen drehen.
3. Füße auf den Boden
4. und zur Mitte.

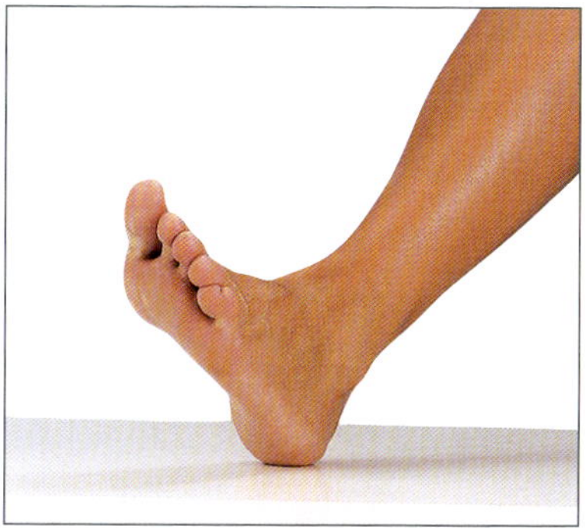

Übung 4 (10-mal)

1. Fersen anheben.
2. Fersen nach außen drehen.
3. Fersen aufsetzen
4. und zur Mitte.

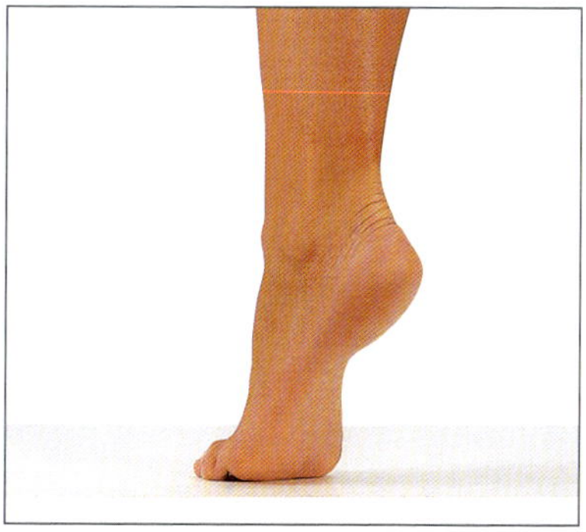

Übung 5 (je Bein 10-mal)

1. Ein Knie anheben.
2. Bein strecken.
3. Fuß strecken.
4. Fuß wieder aufsetzen, abwechselnd links/rechts.

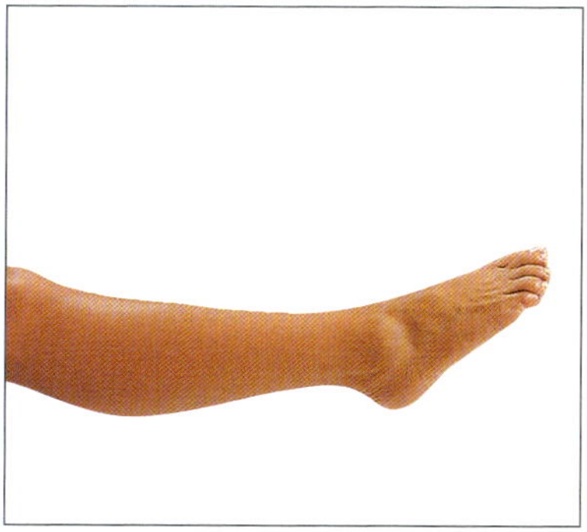

Übung 6 (je Bein 10-mal)
Aus der Ausgangsstellung (siehe vorletzte Seite)
1. Bein gestreckt in der Luft halten.
2. Fußspitze zur Nase zeigen lassen.

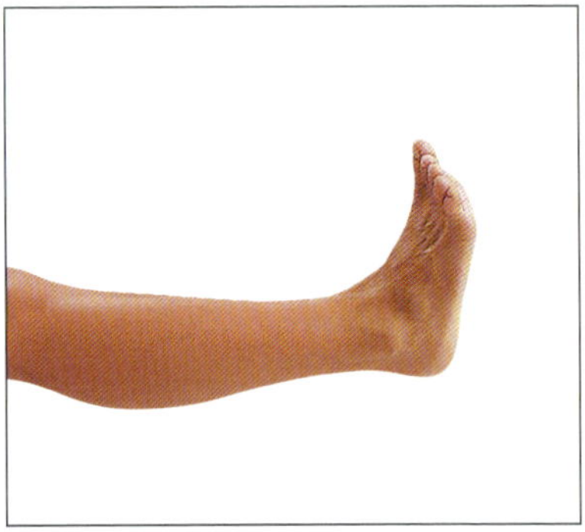

Übung 7 (10-mal)
Wie die vorige Übung – diesmal mit beiden Beinen gleichzeitig.

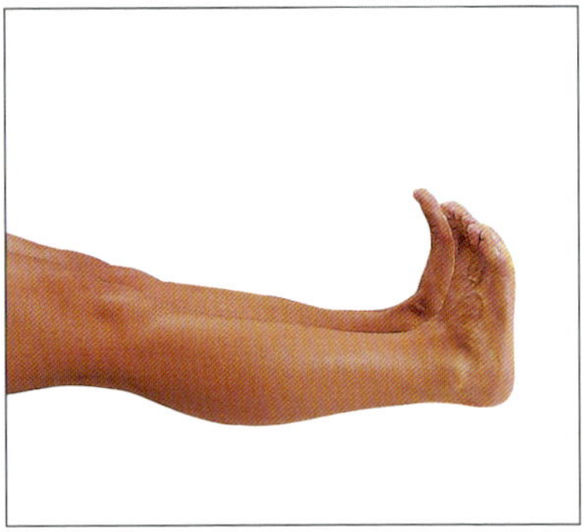

Übung 8 (10-mal)
1. Beide Beine gestreckt in der Luft halten.
2. Füße im Sprunggelenk strecken und beugen.

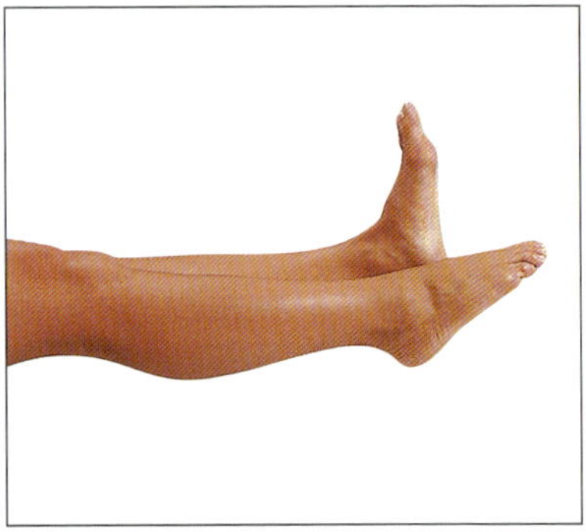

Übung 9 (je Bein 10-mal)

1. Bein gestreckt anheben.
2. Fuß im Sprunggelenk kreisen lassen.
3. Mit dem Fuß Zahlen in die Luft schreiben.

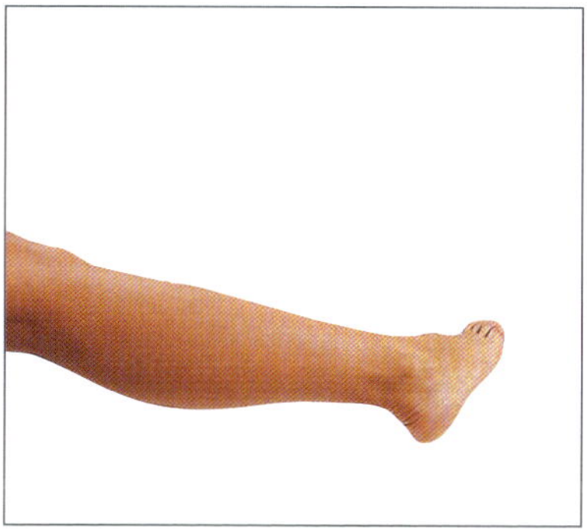

Übung 10 (einmal)

Eine Zeitungsseite mit bloßen Füßen zu einem festen Ball knüllen. Dann wieder glatt streichen und mit den Füßen zerreißen.

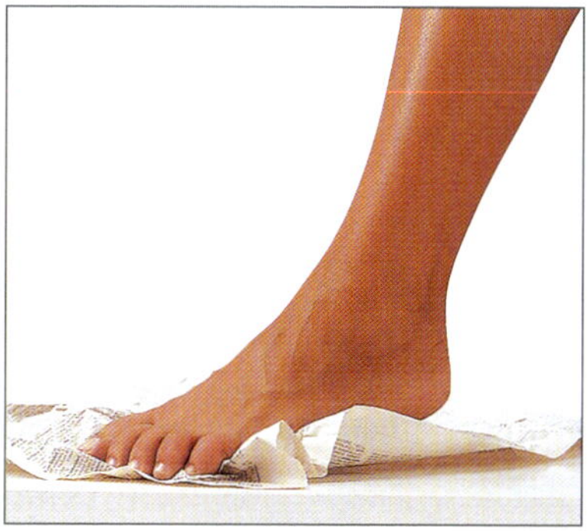

Aufräumen:

Schnipsel mit den Füßen auf eine zweite Zeitungsseite legen.
Alles mit den Füßen zu einem Ball zusammenpacken.

Nierenschädigung durch den Diabetes

Eine Nierenschädigung durch den Diabetes nennt man diabetische Nephropathie. Bester Schutz vor einer Nierenschädigung ist eine gute Einstellung des Diabetes, denn die für den Diabetes typische Nierenschädigung entsteht durch über lange Zeit erhöhte Blutzuckerwerte.

Die Ärztin bzw. der Arzt kann als erstes Anzeichen einer Nierenschädigung eine erhöhte Eiweißausscheidung im Urin (Mikroalbuminurie) erkennen. Bei älteren Menschen muss es sich nicht immer um eine Nierenschädigung durch den Diabetes handeln, wenn eine Mikroalbuminurie vorliegt. Ihre Ärztin bzw. Ihr Arzt wird andere mögliche Ursachen mit Ihnen besprechen. Erst wesentlich später kommt es zu einer Erhöhung des Serum-Kreatinins. Dies ist ein Wert, den Ihre Ärztin bzw. Ihr Arzt im Blut bestimmt, der anzeigt, dass die Nieren nicht mehr ausreichend arbeiten. Falls bei Ihnen eine diabetesbedingte Nierenschädigung besteht, kann eine Röntgenuntersuchung mit Kontrastmitteln schädlich sein.

Im Verlauf der Nierenschädigung kann sich ein erhöhter Blutdruck (Hypertonie) entwickeln. Gute Behandlung eines erhöhten Blutdrucks kann ein Fortschreiten der Nierenschädigung aufhalten. Auch eine gute Diabeteseinstellung ist unverzichtbar, um eine weitere Schädigung der Nieren zu verhindern.

Bluthochdruck

Das Herz pumpt das Blut durch die Blutgefäße, indem es sich circa 70-mal pro Minute zusammenzieht und wieder erschlafft. Beim Zusammenziehen des Herzmuskels entsteht in den Schlagadern (Arterien) der obere Blutdruckwert (systolischer Blutdruck). Wenn sich der Herzmuskel wieder entspannt, entsteht der untere Blutdruckwert (diastolischer Blutdruck). Ein normaler Blutdruck liegt unter 140/90 mmHg (mm Quecksilbersäule). Hypertonie besteht mit Sicherheit, wenn in der Praxis bei mehreren Messungen an verschiedenen Tagen Blutdruckwerte über 140/90 mmHg festgestellt werden.

Viel aussagekräftiger als Messungen in der Arztpraxis sind zu Hause gemessene Werte. Dies gilt sowohl für die Sicherung der Diagnose als auch für die Kontrolle unter Behandlung. Selbst gemessene Werte liegen ungefähr 5 mmHg niedriger als in der Arztpraxis gemessene Werte.

Von Ihnen zu Hause gemessene Blutdruckwerte sollten unter 135 mmHg systolisch und unter 85 mmHg diastolisch liegen. Bei Menschen von 80 Jahren oder darüber sollten systolische Werte abhängig vom allgemeinen Gesundheitszustand angestrebt werden. Bleibt eine Hypertonie über Jahre unbehandelt, kommt es häufiger zu Schäden am Herzen und den Arterien wie Herzversagen, Herzinfarkt, Schlaganfällen, Gefäßverschlüssen und Nierenversagen. Deshalb muss Bluthochdruck gut behandelt werden.

Blutdrucksenkung vermindert Folgeschäden

Die UKPD-Studie (United Kingdom Prospective Diabetes Study) untersuchte an über 1.000 Menschen mit Typ 2 Diabetes über neun Jahre, was eine bessere Behandlung der Hypertonie bewirkt. Bei der Hälfte der Patientinnen und Patienten sollte der Blutdruck etwas niedriger eingestellt werden. Dies gelang, die oberen Blutdruckwerte lagen in der besser behandelten Gruppe zwar nur um 8 mmHg niedriger, aber schon dies hatte erhebliche Auswirkungen. Es kam seltener zu Schlaganfällen und Herzversagen. Auch die typischen Folgeschäden des Diabetes traten seltener auf: eine Verschlechterung der Sehkraft war weniger häufig und bei besserem Blutdruck kam es auch seltener zu einer Verschlechterung einer diabetischen Retinopathie. Insgesamt wurden alle Diabetesfolgeerkrankungen um absolut 16,5% vermindert.

Die Blutdruckeinstellung ist mindestens genauso wichtig wie die Diabeteseinstellung: In der UKPDS mussten nur 11 Patientinnen bzw. Patienten neun Jahre lang behandelt werden, um bei einem Patienten eine Folgeerkrankung des Diabetes zu verhindern. Wurde das HbA_{1c} über 10 Jahre um 0,9% gebessert, mussten dreimal mehr Menschen behandelt werden, um bei einem eine Folgeerkrankung zu verhüten.

Behandlung des hohen Blutdrucks

Der hohe Blutdruck wird bei Menschen mit Diabetes genauso behandelt wie bei Menschen ohne Diabetes. Allerdings kann es in besonderen Fällen von Vorteil sein, den Blutdruck sogar auf Werte unter 130/80 mmHg zu senken. Eine so intensive Blutdrucksenkung kann bei Begleiterkrankungen angezeigt sein, ist aber mit mehr Nebenwirkungen durch Medikamente verbunden. Ob dies für Sie in Frage kommt, sollten Sie bei der Beratung in der Praxis diskutieren und gemeinsam entscheiden.

Wenn bei Ihnen Hypertonie besteht, sollten Sie an einem Behandlungs- und Schulungsprogramm für Bluthochdruck teilnehmen. Dort lernen Sie, Ihren Blutdruck selbst zu messen. Häufig ist es möglich, leichten Bluthochdruck ohne Medikamente zu senken: durch Gewichtsabnahme bei Übergewicht, Vermeiden von viel Alkohol und salzarme Kost. Vorteil einer solchen Blutdrucksenkung ist, dass sie, im Gegensatz zur Behandlung mit Medikamenten, keine Nebenwirkungen haben kann.

Falls dies nicht zu normalen Blutdruckwerten führt, muss eine Behandlung mit blutdrucksenkenden Medikamenten begonnen werden. Eine schwere Hypertonie sollte wegen großer Gefahr von Schlaganfällen und Herzversagen sofort mit Medikamenten behandelt werden. Im Programm werden Sie auch über Wirkungsweise und Nebenwirkungen Ihrer Medikamente zur Behandlung der Hypertonie mehr erfahren.

Herz-Kreislauferkrankungen vorbeugen

Das Risiko für Herz-Kreislauferkrankungen wird u.a. durch Rauchen, Hypertonie, Vererbung, höhere Cholesterinwerte (hohes LDL und niedriges HDL Cholesterin), Bewegungsmangel und zu hohe Blutzuckerwerte beeinflusst. Wenn man älter wird, steigt das Risiko.

Statine sind Medikamente, die den Cholesterinspiegel senken. Sie vermindern das Risiko von Gefäßerkrankungen, selbst bei normalen Blutfettwerten.

Je höher das Risiko ist, umso mehr kann man von einem Statin profitieren. Auf der rechten Seite sehen Sie das Risiko einer Nichtraucherin und eines Nichtrauchers mit Typ 2 Diabetes: einer 50-jährigen Frau mit normalen Cholesterinwerten und normalem Blutdruck und eines 70-jährigen Mannes, der eine Hypertonie und ungünstige Cholesterinwerte hat.

Wenn bereits eine Gefäßerkrankung besteht, ist die Behandlung mit einem Statin immer sinnvoll, häufig wird Ihre Ärztin bzw. Ihr Arzt dann auch weitere Medikamente empfehlen, um z.B. einen erneuten Herzinfarkt zu verhüten.

ARRIBA errechnet Ihr persönliches Risiko

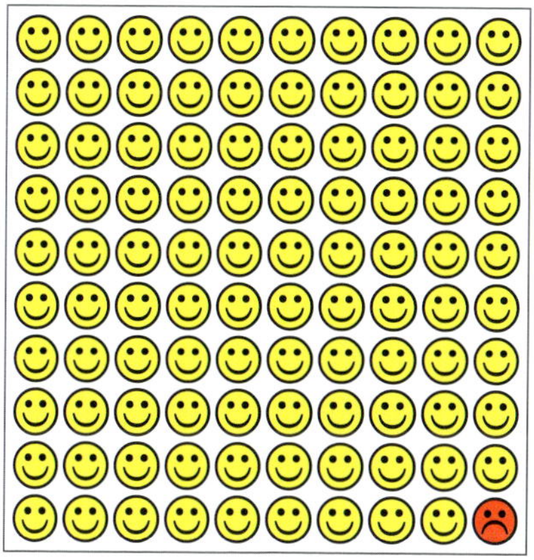

50-jährige Frau mit Typ 2 Diabetes, normaler Blutdruck, gute Cholesterinwerte: geringes Risiko. Von 100 Frauen wie sie bekommt nur eine in 10 Jahren eine Herz-Kreislauferkrankung.

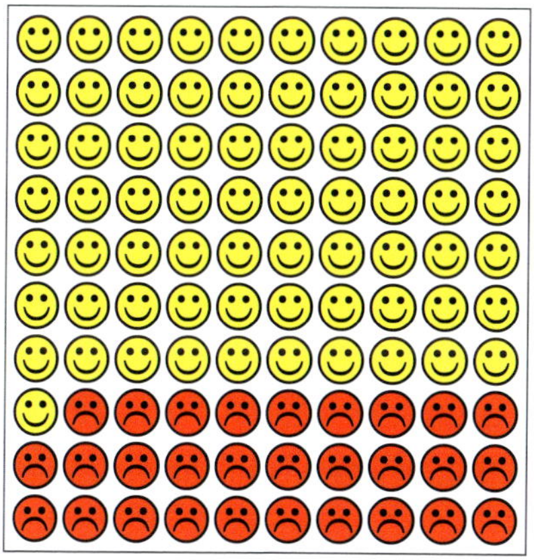

70-jähriger Mann mit Diabetes, Hypertonie, ungünstige Cholesterinwerte: höheres Risiko. Von 100 Männern wie er bekommen 29 in zehn Jahren eine Herz-Kreislauferkrankung.

Liegt Ihr Risiko über 20 Prozent, wird die Ärztin bzw. der Arzt mit Ihnen Medikamente zur Absenkung des Risikos besprechen. Viele Ärztinnen und Ärzte nutzen dazu in der Praxis das Programm ARRIBA. Damit lässt sich anschaulich darstellen, was Risikofaktoren im Einzelnen bedeuten. Sie erfahren damit auch, was Medikamente und Verhaltens-Umstellungen bewirken.

Durchblutungsstörungen

Viele ältere Menschen leiden unter Durchblutungsstörungen, besonders der Beine. Schon nach kurzer Gehstrecke kommt es zu Schmerzen in den Waden, und sie müssen für einige Zeit stehenbleiben, bevor sie weitergehen können (daher auch Schaufensterkrankheit genannt). Das Spazierengehen macht keinen Spaß mehr.

Ihre Ärztin bzw. Ihr Arzt stellt fest, dass die Fußpulse nicht mehr tastbar sind: Die großen Blutgefäße (Arterien) der Beine sind verengt oder verstopft (Arterienverkalkung).

Mit der Doppler-Untersuchung, einer Ultraschall-Methode, kann die Durchblutung genau geprüft werden. In bestimmten Fällen kann eine Gefäßoperation sinnvoll sein.

Wenn bei Ihnen Durchblutungsstörungen bestehen, sollten Sie unbedingt das Rauchen aufgeben.

Durchblutungsstörungen des Gehirns können zu einem Schlaganfall führen. Schlaganfälle kommen bei Patientinnen und Patienten mit Typ 2 Diabetes häufiger vor.

Um einem Schlaganfall vorzubeugen, ist eine rechtzeitige Erkennung und sehr gute Behandlung eines erhöhten Blutdrucks ganz besonders wichtig.

Hämoglobin A_{1c}

HbA_{1c} ist ein Messwert im Blut, mit dem man feststellen kann, wie gut die Diabeteseinstellung während der letzten zwei bis drei Monate war.

Hämoglobin heißt der Farbstoff, der sich in den roten Blutkörperchen befindet und das Blut rot aussehen lässt. Bei der HbA_{1c}-Messung wird festgestellt, wie groß der Anteil des roten Blutfarbstoffes in Prozent ist, an den Traubenzucker angelagert ist. Bei Menschen ohne Diabetes liegt der Wert unter 6,5 Prozent (48 mmol/mol). Früher wurden die HbA_{1c}-Werte nur in Prozent angegeben. Mittlerweile gibt es einen internationalen Standard, der eine genaue Angabe des HbA_{1c}-Wertes in mmol/mol ermöglicht. Eine Umrechnungstabelle finden Sie auf den letzten Buchseiten. Fragen Sie die Ärztin oder den Arzt nach den Ergebnissen Ihrer HbA_{1c}-Messung, und tragen Sie diese in Ihr Tagebuch ein.

Mit Ihrer Hausärztin bzw. Ihrem Hausarzt haben Sie das Behandlungsziel vereinbart. Der HbA_{1c}-Wert gibt Aufschluss darüber, ob das Behandlungsziel erreicht ist.

Kontrolluntersuchungen

Körpergewicht

In der Praxis sollte regelmäßig Ihr Gewicht überprüft werden.

Hämoglobin A_{1c} (HbA_{1c})

Dieser Laborwert sollte vierteljährlich, mindestens halbjährlich bestimmt werden.

Blutdruckmessung

Ihr Blutdruckwert sollte in der Praxis vierteljährlich, mindestens halbjährlich bestimmt werden, um rechtzeitig einen Bluthochdruck erkennen und behandeln zu können.

Befunde eintragen

Alle Befunde, die bei Ihnen bezüglich des Diabetes erhoben wurden, sollten in einen Diabetes-Pass eingetragen werden. Auch andere Befunde (zum Beispiel erhöhte Blutfettwerte, Hypertonie oder Durchblutungsstörungen) sollten Sie im Pass notieren. Vierteljährlich, mindestens halbjährlich erfolgt eine Untersuchung der Injektionsstellen und Kontrolle der korrekten Injektionstechnik, bei starken Schwankungen der Einstellung auch häufiger.

Kontrollen beim Zahnarzt

Parodontitis (Entzündung des Zahnhalteapparats) ist die häufigste Ursache eines Zahnverlusts. Parodontitis kann die Einstellung des Diabetes verschlechtern und kommt bei schlecht eingestelltem Diabetes häufiger vor. Versäumen Sie deshalb nicht die jährliche Kontrolle beim Zahnarzt.

Kontrolluntersuchungen

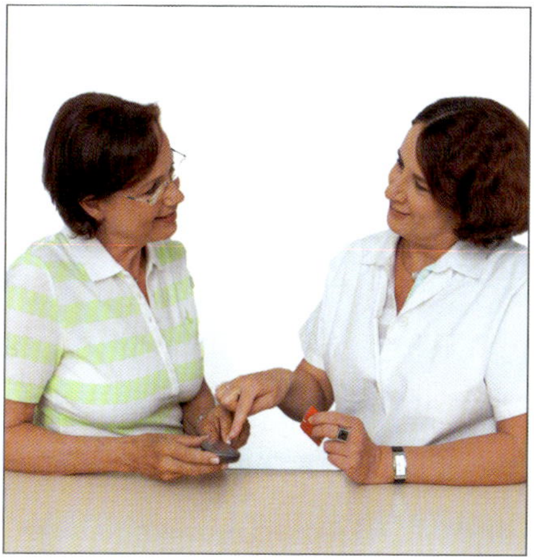

Blutzucker-Parallelmessung

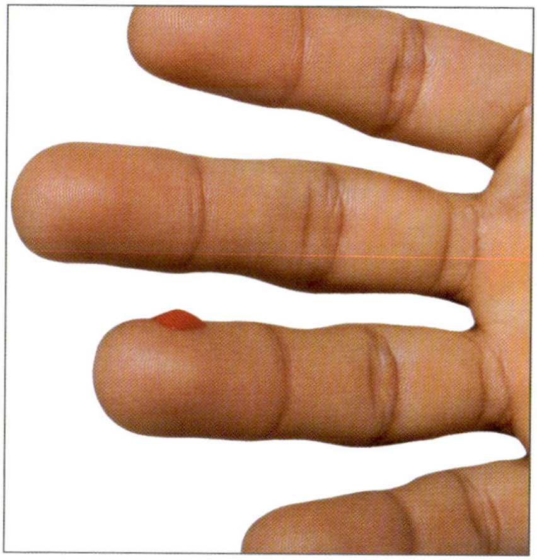

Hämoglobin A_{1c} (HbA_{1c})

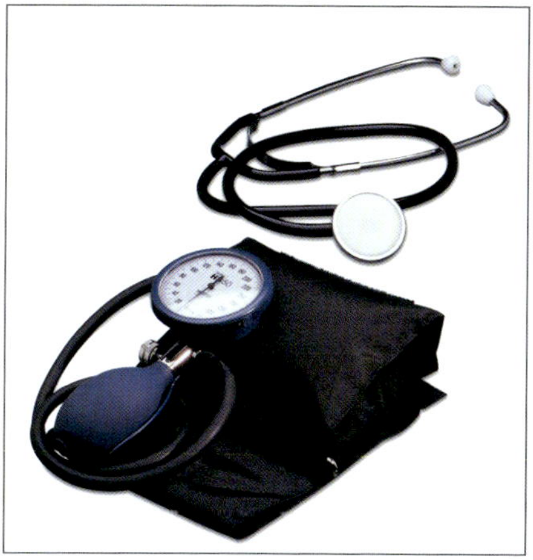

Blutdruck-Messung

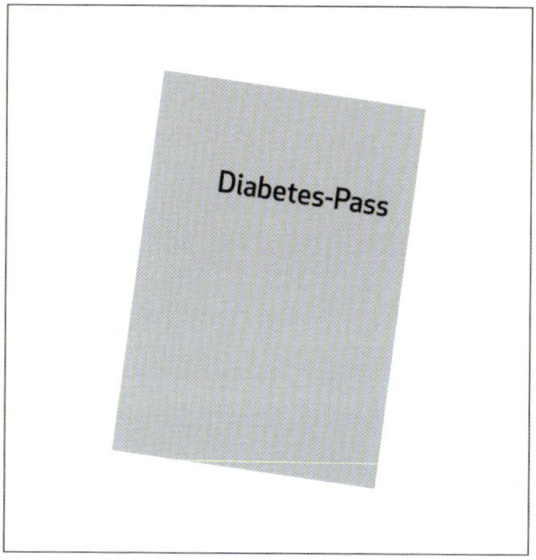

Befunde eintragen

Früherkennung von Folgeerkrankungen

Auch wenn Sie keine Beschwerden haben, sollten bei Ihnen folgende Untersuchungen durchgeführt werden:

Augenärztliche Untersuchung: Zur Früherkennung sollte abhängig von Ihrem persönlichen Risiko ein- oder zweijährlich eine augenärztliche Untersuchung einschließlich einer Netzhautuntersuchung mit erweiterter Pupille erfolgen. Durch die Augentropfen ist Ihr Sehvermögen für einige Stunden eingeschränkt: Fahren Sie in dieser Zeit nicht selbst mit dem Auto.

Nierenuntersuchung: Einmal jährlich wird in einer Blutprobe Kreatinin gemessen, um Ihre glomerulären Filtrationsrate (eGFR) zu berechnen. Mit ihr lässt sich die Funktionsfähigkeit der Niere bestimmen. Außerdem wird je nach Ihrem Risiko (z.B. Diabetesdauer, Alter, Retinopathie, weitere Begleiterkrankungen) die Eiweißausscheidung (Albumin-Kreatinin-Ratio, AKR) z.B. einmal im Jahr, im Urin bestimmt.

Fußuntersuchung: Einmal im Jahr werden Ihre Füße angesehen. Untersuchungen zur Erkennung einer Neuropathie finden statt und die Fußpulse werden getastet. Besteht eine Neuropathie, erfolgt die Untersuchung der Füße alle sechs Monate, auch die Schuhe sollten dann kontrolliert werden. Bei erheblichen Veränderungen sind noch häufigere Kontrolle der Füße nötig.

Autonome Neuropathie: Bei Anzeichen einer Störung des unbewussten Nervensystems, der autonomen Neuropathie (z.B. autonome Neuropathie des Herzens, Magenentleerungsstörungen, Blasenentleerungsstörungen, sexuelle Funktionsstörungen) wird man Sie zu weiterführender Diagnostik überweisen.

Früherkennungs-Untersuchungen

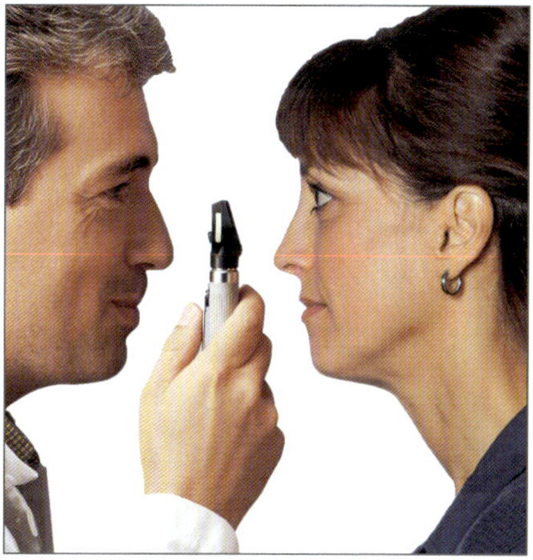

Augenuntersuchung

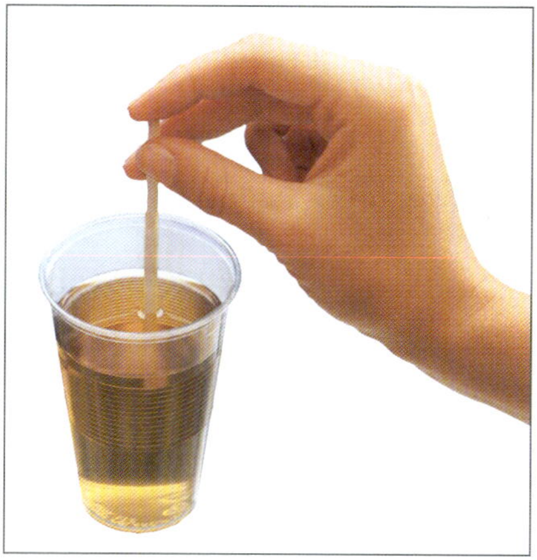

Eiweißausscheidung im Urin

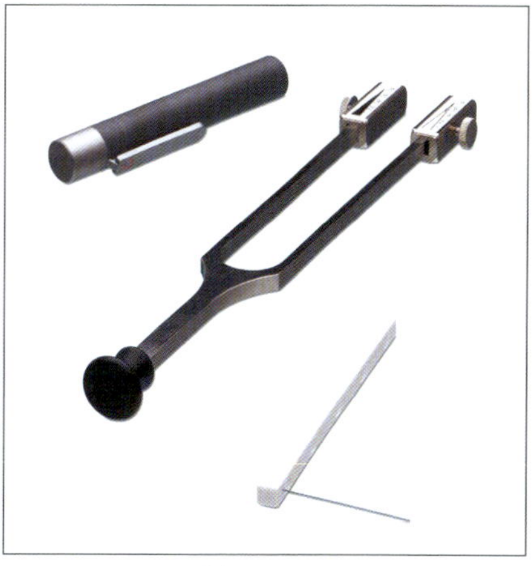

Nerven

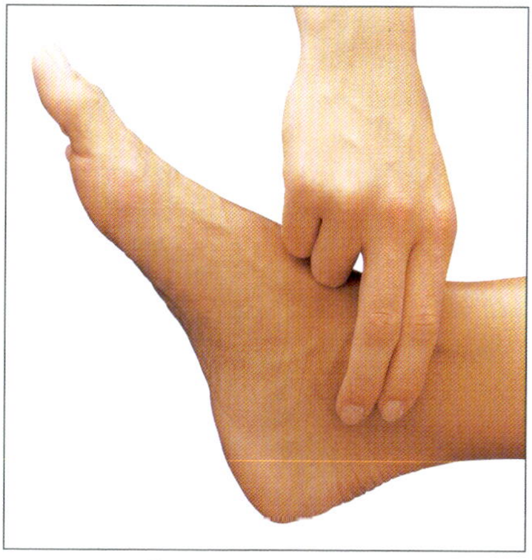

Durchblutung

Aufenthalt im Krankenhaus

Müssen Sie stationär in einem Krankenhaus behandelt werden, machen Sie das Personal darauf aufmerksam, dass Sie Diabetes haben. Zeigen Sie Ihrer behandelnden Ärztin bzw. Ihrem behandelnden Arzt das Diabetes-Tagebuch und berichten Sie von Ihrer derzeitigen Diabetesbehandlung schon bei der Aufnahme.

Zeigen Sie der behandelnden Ärztin bzw. dem behandelnden Arzt bitte Ihre Medikamente, die Injektionsgeräte sowie die Materialien für die Stoffwechselselbstkontrolle.

Sie sollten auch im Krankenhaus unbedingt Traubenzucker greifbar haben, um Unterzuckerungen sofort behandeln zu können. Dies gilt besonders, wenn Sie zu Untersuchungen wie zum Beispiel Röntgen müssen, wo längere Wartezeiten auftreten können. Wenn sich Schwierigkeiten ergeben, so bitten Sie darum, dass eine Internistin oder ein Internist, am besten eine Diabetesspezialistin oder ein Diabetesspezialist, hinzugezogen wird.

Wenn Sie bemerken, dass die Ärztin bzw. der Arzt oder das Pflegepersonal wegen Überlastung nicht auf Ihren Diabetes eingehen, so versuchen Sie, Interesse für eine gute Behandlung des Diabetes zu wecken. Wenn Sie aber bemerken, dass Ihr Diabetes nicht ausreichend berücksichtigt wird, so bitten Sie um ein Gespräch mit der leitenden Ärztin bzw. dem leitenden Arzt.

Vererbung

Das erbliche Risiko für Typ 2 Diabetes ist bei uns sehr verbreitet. Trotzdem ist Vererbung nicht alles, denn in den Nachkriegsjahren gab es kaum Menschen mit Typ 2 Diabetes, da die Menschen schlank und körperlich aktiv waren. Schlank zu bleiben und körperlich aktiv zu sein sind zurzeit die einzigen Möglichkeiten, dem Auftreten des Typ 2 Diabetes vorzubeugen. In Europa hält Malta den Rekord der Häufigkeit des Typ 2 Diabetes. Weltweit sind es die Pima-Indianer in den USA.

Immer mehr Forschungsergebnisse sprechen heute dafür, dass es sich bei Typ 2 Diabetes auch genetisch um verschiedene Krankheitsbilder handelt. Dies eröffnet neue Wege zur Erforschung der Ursachen.

In den letzten Jahren fand man mehrere Formen des Diabetes, bei denen ein bestimmtes gestörtes Gen vererbt wird. Meist tritt der Diabetes dann früh und bei vielen Familienmitgliedern auf. Wenn im Alter unter 30 Jahren ein Diabetes auftritt, der wie ein Typ 2 Diabetes erscheint, findet man solche Störungen immerhin in bis zu drei Prozent. Sie lassen sich mit einer genetischen Untersuchung feststellen. Je nach Art der Störung unterscheiden sich Behandlung und Verlauf.

Die Erblichkeit des Typ 1 Diabetes ist geringer als die des Typ 2 Diabetes. Sie liegt in einem Bereich von unter fünf Prozent, wenn ein Elternteil an Typ 1 Diabetes erkrankt ist.

Anhang: Umrechnungstabellen

Blutglukose („Blutzucker“) Umrechnungstabelle

mg/dl	mmol/l	mg/dl	mmol/l	mg/dl	mmol/l
18	1,0	138	7,7	258	14,3
24	1,3	144	8,0	264	14,7
30	1,7	150	8,3	270	15,0
36	2,0	156	8,7	276	15,3
42	2,3	162	9,0	282	15,7
48	2,7	168	9,3	288	16,0
54	3,0	174	9,7	294	16,3
60	3,3	180	10,0	300	16,7
66	3,7	186	10,3	306	17,0
72	4,0	192	10,7	312	17,3
78	4,3	198	11,0	318	17,7
84	4,7	204	11,3	324	18,0
90	5,0	210	11,7	330	18,3
96	5,3	216	12,0	336	18,7
102	5,7	222	12,3	342	19,0
108	6,0	228	12,7	348	19,3
114	6,3	234	13,0	354	19,7
120	6,7	240	13,3	360	20,0
126	7,0	246	13,7	366	20,3
132	7,3	252	14,0	372	20,7

HbA_{1c}-Umrechnungstabelle

mmol/mol	%	mmol/mol	%	mmol/mol	%
42	6,0	53	7,0	64	8,0
44	6,2	55	7,2	66	8,2
45	6,3	57	7,4	68	8,4
48	6,5	59	7,5	69	8,5
49	6,6	61	7,7	72	8,7
51	6,8	62	7,8	73	8,8

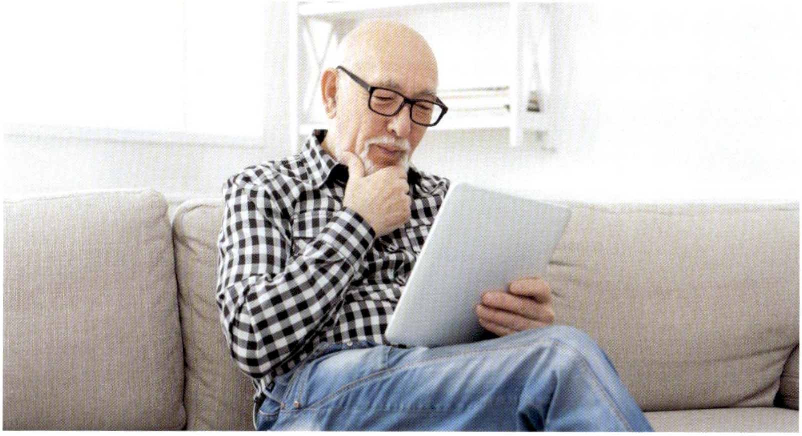

Trainieren Sie spielerisch Ihr Wissen:
www.dmp-onlinetraining.de

Liebe Leserin, lieber Leser,

zur Ergänzung Ihrer Schulung in der Praxis haben wir für Sie und Ihre Angehörigen ein Online-Training für Zuhause entwickelt. Das für die Nutzung auf dem Tablet optimierte, aber auch am Computer durchführbare Training besteht aus zwei miteinander verknüpften Elementen: einem Wissensteil zum Nachlesen des in dieser Patientenschulung Erlernten und einem Quiz zur Anwendung und Vertiefung des neu erworbenen Wissens. Dabei gilt es, Multiple-Choice-Fragen zu beantworten, Mahlzeiten zusammenzustellen, einzelne Nahrungsmittel einzuordnen und vieles mehr. Nach Abschluss aller Fragen und Aufgaben erhalten Sie eine detaillierte Auswertung Ihres Trainings, so dass Sie gezielt nachlesen und mögliche Wissenslücken schließen können. Wir wünschen Ihnen viel Freude beim Spielen und Lernen!

Hier geht's zum Online-Training:
https://dmp-onlinetraining.de

Sachverzeichnis